Also by Jane Kennedy

PCOS - The New Science of Completely Reversing Symptoms While Restoring Hormone Balance, Mental Health, and Fertility For Good: A newly diagnosed beginner's guide

The PCOS Diet - A Science Backed Eating Plan for Reversing Symptoms Through Restored Hormone Balance, Increased Fertility, and Weight Loss! : Insulin Resistance, Anti-inflammatory, Keto, and Vegan

The PCOS Fertility & Diet Set - The Polycystic Ovarian Syndrome Newcomer's Guide to Restoring Your Fertility, Targeting Symptoms, Balancing Your Hormones, and Effectively Losing Weight

El Manual de Fertilidad Del SOP

La Dieta Del SOP: ¡Un Plan de Alimentación Respaldado por la Ciencia Para Revertir Los Síntomas a Través de La Restauración del Equilibrio Hormonal, El Aumento de La Fertilidad, y La Pérdida de Peso!

SOP

La nueva ciencia de revertir los síntomas mientras restaura el equilibrio hormonal, la salud mental y la fertilidad para siempre.

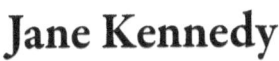

Jane Kennedy

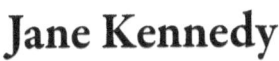

JANE KENNEDY

Tabla de Contenidos

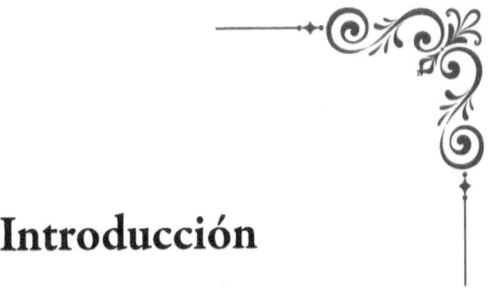

Introducción

Un diagnóstico de SOP puede ser frustrante, incluso una noticia devastadora. Pero no es tan malo como parece. Con el conocimiento de la enfermedad, las personas con SOP pueden armarse adecuadamente con herramientas efectivas para mejorar su salud, tanto física como mental, al instruirse con la información más reciente sobre el tema.

En este libro, encontrarás una fuente compilada de los últimos estudios e investigaciones sobre la enfermedad explicados de una manera comprensible, así como información sobre cómo mejorar tus propios problemas de salud mental que puedas tener como resultado de SOP, tanto diagnosticados como no diagnosticados, tales como depresión, estrés y culpa.

Las mujeres están cansadas de ir al médico y ¡escuchar el mismo consejo cuando se trata de SOP y su fertilidad! Bajar de peso. Ejercicio. Embarazarse. Eso es todo lo que parece ser.

Aunque perder el exceso de peso es un buen consejo, de hecho, sigue siendo probablemente el mejor consejo para las personas con SOP, los estudios muestran que es considerablemente más difícil y lento para las mujeres con la afección hacerlo. Además, la frustración con la pérdida de peso puede aumentar los factores de estrés y otros problemas de salud mental, lo que dificulta la motivación.

Este libro intenta adoptar un enfoque diferente, el cual consiste en tomar el consejo general que se escucha comúnmente y combinarlo con investigaciones específicas y aplicables para la creación de un plan de acción adecuado para tus necesidades exactas mientras recuerdas reconocer los problemas emocionales que enfrentan a diario las personas que padecen SOP. **No encontrarás otro libro que se enfoque exclusivamente en métodos no relacionados con la dieta para tratar el SOP.**

Y si decides seguir la pérdida de peso, así como una vía para el tratamiento, una dieta específicamente diseñada para tus necesidades se sugiere y he separado intencionalmente esta información en un artículo de complementación, "The PCOS Diet", por mí misma, Jane Kennedy.

Muchos síntomas, como el crecimiento de vello facial, pueden reducirse *significativamente* utilizando métodos de control de insulina y hormonas, mientras que otros pueden revertirse y eliminarse completa y a veces permanentemente.

Ármate con los conocimientos más actualizados sobre el síndrome de ovario poliquístico, recordando que esto es algo que te sucedió, no algo que hiciste.

No pierdas más tiempo antes de comenzar a caminar hacia la liberación del acné, la pérdida de cabello y otros síntomas que sólo empeoran con el tiempo.

Si tu objetivo es aumentar la fertilidad, eres muy consciente de que cuanto antes empiece, mejor.

No hay necesidad de esperar más tiempo antes de invertir la dirección en la que el SOP te está llevando y, en su lugar, dar los pasos para una vida más tranquila y feliz. Comencemos.

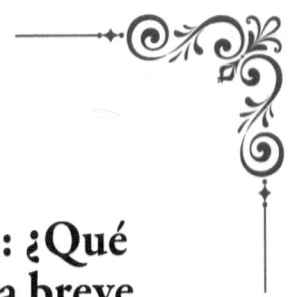

Capítulo Uno: ¿Qué es el SOP? Una breve descripción general

El Síndrome de Ovario Poliquístico (SOP) puede ser un diagnóstico difícil, especialmente porque no es un problema muy conocido, a pesar de que un gran número de mujeres lo padecen. Los síntomas de cada mujer se manifiestan de manera diferente y no hay mucha información disponible sobre el SOP.

Uno de los objetivos de este libro es hacerte saber que NO estás sola. Otra meta es darte a conocer que hay mucha esperanza de reducir, e incluso revertir, algunos de tus síntomas, si no todos. Un tercer objetivo es ayudarte a encontrar los recursos y la información que necesitas para ayudarte y a tu médico a encontrar el plan de tratamiento adecuado para ti.

Considera esta sorprendente estadística compartida por la profesora Helena Teede, una de las principales expertas en SOP: "Más del 80 por ciento de las mujeres encuestadas por el ABC dijeron que sentían que no había suficiente información disponible sobre la enfermedad y más de la mitad dijeron que nunca habían oído hablar de SOP antes de su diagnóstico".

La buena noticia es que la comunidad de salud internacional ha tomado nota de esta falta de información y así como medidas para corregirla. Investigadores y consorcios, formados por expertos en SOP, realizan cada año nuevos estudios con el objetivo de identificar las causas y tratamientos de este síndrome. La investigación en curso ayudará a los médicos a diagnosticar el síndrome antes y a determinar el tratamiento adecuado para ti. Esto es especialmente importante, ya que los síntomas de cada mujer se manifiestan de manera diferente, lo que significa que cada mujer necesitará un plan de tratamiento especializado.

¿Qué es el SOP?

El SOP ocurre cuando las mujeres producen cantidades más altas de hormonas masculinas de lo normal. Los ovarios producen estrógeno y progesterona, que son hormonas que regulan el ciclo menstrual. Los ovarios también producen pequeñas cantidades de andrógenos, los cuales son hormonas masculinas. Cuando los ovarios producen demasiado andrógeno, esto causa SOP.

El exceso de andrógenos producidos suele ser la testosterona. Todas las mujeres necesitan y producen testosterona, al igual que todos los hombres necesitan y producen pequeñas cantidades de estrógeno (incluso si no quieren admitirlo). Sin embargo, cuando se producen en exceso, las hormonas masculinas comienzan a interferir con su cuerpo.

Tienes dos hormonas principales que son responsables de decirle a tus ovarios cuándo permitir que uno de tus óvulos madure y cuándo el óvulo debe ser liberado. Esto, por supuesto, es la ovulación. Estas dos hormonas deben estar funcionando correctamente para que puedas ovular y luego, si el óvulo no está fertilizado, para que puedas menstruar, eliminando el óvulo del cuerpo. La hormona folículo estimulante (FSH, por sus siglas en inglés) hace que los ovarios liberen un folículo, o saco, que contiene un óvulo. La hormona luteinizante (HL) hace que los ovarios liberen un óvulo maduro.

Cuando las hormonas no son lo suficientemente fuertes para hacer su trabajo, se pueden formar quistes, ya sea dentro o fuera de los ovarios. Los óvulos nunca "crecen" lo suficiente como para ser liberados del nido, por así decirlo, por lo que no hay ovulación ni menstruación. Estos sacos se denominan quistes. A su vez, los ovarios producen niveles más bajos de estrógeno y progesterona y niveles más altos de andrógenos.

El aumento de los niveles de andrógenos causa menos ciclos menstruales, por lo que se crea un círculo vicioso.

No hay nada simple en este diagnóstico. Incluso el nombre parece causar confusión. Primero, el SOP no es un trastorno que sólo afecte a los ovarios. Afecta todo el sistema endocrino, especialmente el páncreas. Segundo, algunas mujeres pueden ser diagnosticadas con SOP a pesar de la ausencia de quistes en sus ovarios. En vista de esto, los Institutos Nacionales de Salud han recomendado que el nombre del síndrome sea cambiado a uno que refleje los problemas metabólicos, psicológicos y reproductivos que surgen como resultado de este síndrome.

Hay otros problemas confusos con respecto al SOP. Aunque el SOP se asocia a menudo con el peso y la suposición de que el SOP es causado por la obesidad o el sobrepeso es común, las mujeres de todas las formas y tamaños son diagnosticadas con él. De acuerdo a Natalia Lusinski, una reportera que ha escrito sobre el SOP para *Bustle*, a algunas mujeres se les dice que si pierden peso, su infertilidad puede ser curada, pero esto no es necesariamente cierto. Lusinski también dice que a algunas mujeres se les dijo que una histerectomía curará su SOP. Esto también es una falsedad, ya que el SOP es un trastorno endocrino.

¿A quiénes afecta el SOP?

Cualquier mujer que haya comenzado a ovular y a menstruar, y que aún no haya llegado a la menopausia, está en riesgo de tener SOP. Sin embargo, el trastorno suele afectar a las mujeres que tienen entre quince y cuarenta y cuatro años de edad. Se estima que entre el dos y el veintiséis por ciento de la población femenina es afectada por el SOP.

Generalmente, el síndrome aparece durante la pubertad. La mayoría de las mujeres son diagnosticadas durante la adolescencia y a principios de los 20 años. Aunque es poco común, algunas mujeres reciben su diagnóstico de SOP a los 30 o 40 años.

Algunas mujeres ni siquiera se dan cuenta de que tienen SOP, razón por la cual existe una enorme brecha en los porcentajes de las personas afectadas. Según un estudio, el setenta por ciento de las mujeres que tienen SOP no lo saben. Ese es un número significativo de la población que, sin saberlo, está sufriendo de un trastorno tratable.

Hay algunas razones por las que las mujeres que sufren de SOP no han recibido un diagnóstico adecuado. Uno de los hechos más aterradores sobre el SOP es que tienen que esperar dos o más años para recibir un diagnóstico. Tienen que visitar a varios médicos antes de que se encuentre un diagnóstico verdadero. Hay varias razones para ambos de estos problemas.

La primera razón es que las mujeres pueden buscar tratamiento para los síntomas, sin ser conscientes del origen del problema. Por ejemplo, una mujer con acné excesivo puede visitar a un dermatólogo para tratar la afección cutánea, sin saber que la causa subyacente son las cantidades excesivas de andrógenos.

Una mujer declaró que cuando su cabello comenzó a adelgazarse, pensó que como su madre y sus tías también habían sufrido de adelgazamiento del cabello, eso era simplemente genético. Tenía razón sobre el hecho de que era genético. Sin embargo, la causa del adelgazamiento del cabello fue el SOP. Pasó mucho tiempo antes de que todos sus síntomas se sumaran para llegar a un diagnóstico preciso.

Otra razón por la que las mujeres no son diagnosticadas es que el proceso puede tomar mucho tiempo, incluso años. Debido a que no hay una sola prueba que se pueda hacer para determinar si tienes SOP, los médicos deben realizar una serie de pruebas, analizar los resultados y luego descartar cualquier otro problema de salud potencial que pueda estar causando signos y síntomas similares.

Las mujeres también pueden sentirse avergonzadas de hablar de sus problemas. Puede ser difícil para una mujer discutir el hecho de que tiene períodos irregulares o períodos extremadamente abundantes.

Desafortunadamente, hay otra razón por la cual algunas mujeres no son diagnosticadas con SOP hasta más tarde. El hecho es que muchos médicos simplemente no están conscientes del trastorno y tienden a diagnosticar los síntomas, a diferencia del trastorno real. Algunos médicos pueden culpar a la mujer por sus síntomas. En el artículo de Lusinski, donde se entrevistó a varias mujeres que sufren de SOP, Nikki declaró que cuando fue al médico por primera vez para tratar de averiguar qué estaba mal, la acusó de ser una comedora secreta y le dio medicamentos para la diabetes. Cada vez que Nikki regresaba, el doctor la acusaba de ser una comedora secreta, incluso cuando no estaba comiendo en absoluto. Luego, simplemente aumentó la medicación para la diabetes, lo cual la enfermó.

¿Qué Causa el SOP?

Los médicos no están seguros de qué causa el SOP. Como informó Lusinski, Kaitlin declaró que intentó muchos tratamientos diferentes para su SOP que no funcionaron. Cuando regresó a su médico en busca de respuestas, a Kaitlin le dijeron que no sabían qué le causó el SOP. Kaitlin dijo: "Puedes imaginarte cuan frustrante puede ser cuando este síndrome te afecta en tantos niveles".

Aunque no sabemos la causa exacta de SOP en este momento, hay esperanza para el futuro. Hay muchos expertos en salud en el campo que son conscientes de que se necesita más información y que están llevando a cabo estudios para ayudar a determinar las causas y desarrollar tratamientos.

Una de las principales indicaciones de SOP es el aumento de los niveles de andrógenos u hormonas masculinas. La pregunta es: ¿Qué causa que las mujeres tengan niveles de testosterona más altos de lo normal?

Una cosa es segura: La obesidad no causa SOP. Las mujeres obesas, con sobrepeso y delgadas sufren de SOP. Toma esta experiencia compartida por una mujer llamada Holly. Le dijeron que no podía tener SOP porque no tenía sobrepeso. Escéptica de la evaluación de su médico, Holly obtuvo una segunda opinión, que confirmó que sus instintos eran correctos. Fue diagnosticada con SOP.

Lusinski también identificó a otras dos mujeres a quienes sus médicos les dijeron que estaban comiendo demasiado y que no ejercitaban lo suficiente. Se les dijo que esta era la razón de sus períodos irregulares.

Niveles Más Altos de Hormonas Masculinas

Los altos niveles de la hormona masculina evitan la ovulación, que hace que los sacos, o quistes, se acumulen en los ovarios. Las investigaciones indican que los niveles más altos de testosterona interfieren con las hormonas femeninas que desarrollan y liberan los óvulos. Sin embargo, los médicos no están seguros de por qué algunas mujeres producen niveles más altos de andrógenos. Un posible culpable es la resistencia a la insulina.

Además de contribuir al SOP, los niveles más altos de testosterona hacen que a las mujeres les crezca mucho vello en el rostro, pecho, glúteos, cuello, brazos, piernas y vientre. También puede causar que el cabello del cuero cabelludo se vuelva delgado e incluso calvicie de patrón masculino.

Laura Starr, a quien se le diagnosticó SOP cuando tenía dieciséis años, dijo que el vello facial adicional la hacía sentir muy cohibida. La gente a menudo le decía que tenía algo en la barbilla. Ese "algo" era vello facial y esto le causaría una gran vergüenza. Hablando con ABC News, compartió que ahora se siente lo suficientemente cómoda para estar con su familia y amigos con el crecimiento excesivo de vello, pero que siente como si tuviera que afeitarse o depilarse cada vez que sale en público.

Desequilibrio Hormonal

El desequilibrio hormonal causa dos problemas importantes para las mujeres con SOP. El primero son los ciclos menstruales irregulares. Por lo general, las mujeres tienen entre diez y diecisiete períodos cada año. Las mujeres con SOP tienen de seis a ocho períodos cada año, o incluso menos. Si tienen un período, puede ser extremadamente leve porque no se ha producido la ovulación. Por otro lado, sus períodos pueden tener un flujo extremadamente abundante, debido a que el revestimiento uterino se ha ido acumulando continuamente. Los ciclos también pueden ser más largos. En lugar de un ciclo de veintiocho días, las mujeres con SOP pueden tener ciclos que duran entre treinta y dos y treinta y seis días.

La infertilidad es otro problema que es causado por un desequilibrio hormonal. Si no se libera un óvulo de los ovarios, entonces no se puede concebir un bebé. Según el Colegio Americano de Obstetras y Ginecólogos (American College of Obstetricians and Gynecologists), el SOP es la causa principal de infertilidad en las mujeres. Aproximadamente el ochenta por ciento de las mujeres que sufren de SOP son infértiles. Sin embargo, hay tratamientos que pueden ser utilizados para aumentar la fertilidad.

Resistencia A La Insulina

La resistencia a la insulina es otra posible causa de SOP. Alrededor del setenta por ciento de las mujeres que sufren de SOP son resistentes a la insulina. Esto significa que sus cuerpos no pueden usar la insulina adecuadamente. El cuerpo no es capaz de enviar suficientes azúcares a las células que necesitan glucosa para obtener energía.

Para compensar, el cuerpo produce aún más insulina. La insulina adicional produce un aumento en los niveles de hormonas masculinas. Además, la insulina adicional puede interrumpir la función ovárica.

Aunque la obesidad contribuye significativamente a la resistencia a la insulina, no es la única causa. Hay mujeres con un tipo de cuerpo delgado que son resistentes a la insulina.

Un efecto adicional de la resistencia a la insulina son los cambios en la piel, como el engrosamiento y oscurecimiento de parches de piel.

Inflamación

Una tercera causa potencial de SOP puede ser la inflamación en el cuerpo. La obesidad es una causa significativa de inflamación.

Vínculos Genéticos

Los médicos están de acuerdo en que el SOP parece ser hereditario. Los investigadores creen que hay muchos genes involucrados, no sólo uno.

Un Nuevo Estudio Identifica Una Causa Potencial

El científico francés Paolo Giacobini y sus auxiliares han descubierto que el SOP puede ser causado incluso antes de que nazcas. Los científicos descubrieron que el treinta por ciento de las mujeres que tienen SOP tienen niveles más altos de la hormona anti-Mulleriana. Estas mujeres habrían estado expuestas a niveles más altos de esta hormona mientras aún estaban en el útero.

Debido a que el SOP tiende a ser hereditario, los científicos querían saber si el desequilibrio de esta hormona causaría que las hijas se vieran afectadas. Después de realizar varios experimentos con ratones, determinaron que el aumento de los niveles de la hormona tenía un efecto directo en las hijas.

El estudio fue importante porque no sólo estableció una causa potencial para el SOP, sino que también condujo a un tratamiento potencial, e incluso a una cura, para el síndrome.

Los científicos comenzarán estudios de un medicamento llama-do Cetrorelix en mujeres que sufren de SOP. Estudios previos del medicamento en ratones indican que puede revertir efecti-vamente los síntomas de SOP.

Este estudio también podría explicar por qué las mujeres que sufren de SOP encuentran más fácil quedar embarazadas cuando son mayores. Las mujeres tienden a disminuir la pro-ducción de hormonas a medida que envejecen, particularmente la hormona anti-Mulleriana.

¿Cuáles Son Los Síntomas de SOP?

¿Tienes síntomas de SOP pero aún no has sido diagnostica-da? No estás sola. Más del setenta por ciento de las mujeres que sufren de SOP no se dan cuenta de ello. Simplemente sufren en silencio.

¿Cómo sabes si eres parte de ese setenta por ciento? Hay señales y síntomas tempranos de SOP de los que puedes ser consciente. Si notas estos signos, entonces hay varias pruebas que tus médicos pueden usar para determinar si puedes estar afectada por el SOP.

Al igual que con cualquier otra enfermedad, síndrome o trastorno, es posible que no tengas todos los síntomas. Sin em-bargo, hay algunas señales tempranas de SOP, e incluso si tienes sólo una de ellas, debes hablar con tu médico. Esto es especial-mente cierto si tus ciclos menstruales son irregulares.

Señales de Alerta Temprana

Existen varias señales de alerta que pueden indicar que debes consultar con un médico sobre un posible diagnóstico de SOP.

1. ¿Tienes períodos extremadamente abundantes, irregu-lares o ningúno? El desequilibrio hormonal causado por el

SOP, especialmente el aumento de las hormonas masculinas, puede afectar tu ciclo menstrual.

a. Los períodos abundantes ocurren porque hay una acumulación adicional del revestimiento uterino cuando no se libera regularmente. Es extremadamente importante hablar con un médico acerca de esto, porque la acumulación del revestimiento uterino puede llevar a un mayor riesgo de desarrollar cáncer endometrial.

b. Los períodos irregulares son causados cuando no se liberan óvulos inmaduros. En cambio, permanecen en sus sacos dentro de los ovarios. Estos sacos son los quistes que se acumulan. Debido a que los óvulos maduros no se liberan, es posible que te resulte difícil quedar embarazada.

c. No hay períodos en los que no haya óvulos que se desarrollen hasta la madurez. Esto significa que el cuerpo no libera ningún óvulo. En cambio, se acumulan en los ovarios. Debido a que el cuerpo no libera óvulos, te vuelves infértil.

2. ¿Has intentado, y fracasado, quedar embarazada? Esto podría ser una señal de alerta temprana de SOP. Es muy difícil quedar embarazada cuando los óvulos maduros no ovulan durante ciclos regulares.

3. Los abortos espontáneos repetidos también pueden significar SOP. Las hormonas adicionales producidas pueden dificultar la supervivencia del bebé.

4. El aumento de peso es otro signo de SOP, especialmente el aumento de peso alrededor del abdomen.

5. La dificultad para bajar de peso podría indicar SOP.

Síntomas

Además de los primeros signos de alerta de SOP, hay muchos otros síntomas que pueden estar presentes.

1. El dolor pélvico puede ser el resultado de los quistes que se están acumulando en los ovarios. También puedes tener hasta veinticinco quistes que se adhieren a la parte externa del ovario. Otra causa de dolor pélvico es el crecimiento del revestimiento uterino, el cual no se desprende debido a la falta de menstruación. Sin embargo, los profesionales de la salud afirman que muchas mujeres no sienten ningún dolor pélvico. Se refieren a los quistes ováricos como el "síntoma silencioso" porque muchas mujeres no los sienten.

2. Aproximadamente el setenta por ciento de las mujeres que sufren de SOP experimentan hirsutismo, o crecimiento extra de vello en el rostro y otras partes del cuerpo, como el pecho, vientre, espalda y trasero. Esta es otra señal de alerta de que podrías verte afectada por el exceso de andrógenos producidos por tus ovarios. La testosterona estimula los folículos pilosos en estas áreas.

3. La piel muy grasa y/o el acné excesivo en el rostro, pecho y espalda pueden indicar SOP. Esto es especialmente cierto si el acné no es mejorado por los tratamientos regulares.

4. El adelgazamiento del cabello o la calvicie de patrón masculino pueden ser causados por la producción excesiva de andrógenos.

5. Los parches de piel gruesos y oscuros alrededor del cuello, mamas y la ingle pueden ser causados por la resistencia a la insulina asociada con el SOP. Las marcas en la piel, especialmente debajo de los brazos o en el cuello, pueden ser causadas por la resistencia a la insulina.

No Ignores la Advertencia de tu Cuerpo

Muchas mujeres pueden descartar los síntomas como si no fueran nada. Otras optan por "lidiar con ello".

No deberías tener que "sólo lidiar" con las molestias causadas por el SOP. Estas molestias e inconvenientes pueden convertirse en algo mucho más serio. Existen complicaciones de salud a largo plazo que pueden ser causadas por el SOP.

La Dra. Amy Schutt describe el SOP como "el foco rojo" porque a menudo es una advertencia para otras condiciones de salud graves, como prediabetes, resistencia a la insulina y anormalidades uterinas. "Las mujeres con SOP están en riesgo de desarrollar en un futuro diabetes tipo 2, síndrome metabólico, cáncer uterino y posible enfermedad cardíaca. Así que es muy importante que identifiquemos el SOP cuando las mujeres son jóvenes y cuando mejor podemos intervenir".

Aproximadamente el ochenta por ciento de las mujeres que sufren de SOP también deben lidiar con el aumento de peso. El peso adicional generalmente se almacena en el área abdominal y aumenta el riesgo de diabetes tipo 2 y síndrome metabólico. Aunque el aumento de peso no causa SOP, las investigaciones indican que las mujeres que pierden entre dos y diez por ciento de su peso pueden mejorar sus síntomas.

La diabetes es una posible complicación de SOP. Las mujeres que lo padecen tienen cuatro veces más riesgo de recibir un diagnóstico de diabetes tipo 2 que las mujeres que no lo tienen. Aproximadamente el cincuenta por ciento de las mujeres con SOP desarrollarán diabetes tipo 2 antes de los cuarenta años de edad. Entre el cinco y el quince por ciento de las mujeres con SOP desarrollarán diabetes tipo 2 dentro de los tres años siguientes a su diagnóstico.

El síndrome metabólico es una combinación de presión arterial y colesterol altos, que aumenta el riesgo de enfermedad cardíaca. Las mujeres que sufren de SOP tienen niveles más altos de colesterol malo (LDL, lipoproteínas de baja densidad) y niveles más bajos de colesterol bueno (LAD, lipoproteínas de alta densidad). También tienen un mayor riesgo de desarrollar presión arterial alta y arterias rígidas u obstruidas. Esto es especialmente cierto si la diabetes tipo 2 no está bien controlada.

El cáncer endometrial es otra preocupación para las mujeres quienes sufren de SOP. Con la menstruación normal, el revestimiento uterino se desprende. Sin embargo, cuando no hay menstruación, el revestimiento simplemente se acumula. Hay una estimulación constante de estrógeno en el revestimiento, pero no hay protección contra la progesterona. A medida que las células del endometrio continúan agrupándose, comienzan a tomar formas anormales, lo cual lleva al cáncer. Estudios indican que las mujeres con SOP tienen tres veces más probabilidades de desarrollar cáncer endometrial que las mujeres que no padecen de este síndrome.

La apnea del sueño es otro problema para las mujeres que sufren de SOP. La apnea del sueño ocurre cuando hay pausas en el proceso de respiración mientras se duerme. Se estima que las mujeres con SOP son treinta veces más propensas que otras a tener apnea del sueño. La apnea del sueño no sólo aumenta la fatiga, sino que también puede llevar a un mayor riesgo de diabetes tipo 2 y presión arterial alta.

La depresión y la ansiedad también están asociadas con el SOP. Estudios indican que las mujeres que sufren de SOP tienen tres veces más probabilidades de padecer depresión, ansiedad o trastorno bipolar. Aunque los expertos en salud no saben específicamente por qué esto es cierto, especulan que podría deberse, en parte, a desequilibrios hormonales y a mayores cantidades de andrógenos. Estos problemas de salud mental también se pueden formar como resultado de que estas mujeres se vean obligadas a lidiar con cosas como la infertilidad, calvicie y exceso de vello. La fatiga, causada por trastornos del sueño asociados con el SOP, puede contribuir a la depresión y la ansiedad.

Los Trastornos Alimenticios se convierten en un problema para las mujeres que están obsesionadas con su peso. Las mujeres que intentan perder peso por cualquier medio pueden desarrollar anorexia nerviosa o bulimia. Desafortunadamente, dichos trastornos sólo crean problemas de salud adicionales y, en algunos casos, pueden llevar a la muerte.

La esteatohepatitis no alcohólica es una inflamación en el hígado que no es causada por el consumo de alcohol. Dos de las causas de esta enfermedad son la obesidad y la resistencia a la insulina, que son factores comunes en las mujeres que sufren de SOP.

Los abortos espontáneos y los nacimientos prematuros se encuentran entre otros problemas comunes a los que se enfrentan las mujeres que sufren de SOP. Existen varias razones potenciales para esto, incluyendo el exceso de andrógenos y el exceso de insulina.

Examen Médico

Desafortunadamente, no existe tal cosa como una "prueba de SOP". Diferentes organizaciones de salud tienen diferentes criterios que se utilizan para determinar si una persona tiene SOP. Algunos grupos dicen que se puede hacer un diagnóstico si se determina que la mujer tiene niveles más altos de lo normal de las hormonas masculinas. Otras organizaciones de salud afirman que los altos niveles de las hormonas masculinas deben estar presentes, pero deben ir acompañados de una ovulación

irregular. Otros todavía sugieren que se puede hacer un diagnóstico si la mujer tiene dos de cada tres síntomas significativos:
niveles altos de hormonas masculinas, quistes en los ovarios y
menstruación irregular.

Esto significa que recibir un diagnóstico puede llevar mucho tiempo y ser frustrante porque el médico tiene que analizar
un montón de problemas de salud diferentes.

El médico analiza diferentes aspectos de tu salud para determinar si estás sufriendo de SOP, o si estás afectada por un
problema de salud diferente que tiene síntomas similares. Se
hace un diagnóstico de SOP después de que se han eliminado
todos los demás problemas posibles.

Una vez que llegues al consultorio de tu médico con una
lista de tus síntomas, hay varias maneras de determinar si sufres
de SOP.

Cuando visites por primera vez al médico, él o ella tendrá
preguntas sobre tu ciclo menstrual. Querrá saber acerca de la
regularidad y de tu flujo, ya que un flujo significativamente pe-
sado puede indicar problemas para ti. Además, tendrá otras
preguntas sobre tu salud, tales como si sufres de dolores de
cabeza y si estás luchando con el control de peso.

También querrá saber si otras personas de tu familia tienen
problemas similares, especialmente hermanas, tías, tu madre o
abuela.

También tendrás un examen físico. El médico examinará tu
piel para determinar si tienes alguna de las marcas de piel oscura y gruesa que indican niveles más altos de la hormona masculina. También se medirá tu índice de masa corporal (IMC),
así como el tamaño de tu cintura. Revisará para determinar

si tienes exceso de vello en el rostro, pecho, vientre o trasero. Además, se te examinará para detectar acné excesivo.

El médico puede realizar un examen pélvico para revisar los ovarios y ordenar un ultrasonido para observar los ovarios más de cerca. Es importante tener en cuenta que incluso si tienes quistes en o sobre tus ovarios, es posible que no recibas un diagnóstico de SOP. De la misma manera, puedes tener SOP incluso si no hay quistes.

Se puede llevar a cabo un examen de sangre para determinar los niveles de glucosa en la sangre y los niveles hormonales.

Volviendo al artículo de Lusinski, otra mujer destacada fue Regina, quien dijo que estaba frustrada porque cuando fue al médico sobre sus síntomas, le dijo que no tenía SOP porque no había quistes en sus ovarios. Regina perdonó al médico, pero dijo que le enseñó una valiosa lección: que tenía que estar consciente e informada, y que tenía que hacerse cargo de su propia condición. Lo hizo buscando a otro médico.

Hacer un diagnóstico de SOP puede ser difícil y llevar mucho tiempo. La profesora Helena Teede, de la Universidad de Monash en Australia, es una de las principales expertas en SOP. Según ella, parte del problema es que el SOP es tan complejo, y los médicos tienen dificultades para entender cómo encontrar un diagnóstico. La Asociación del Síndrome de Ovario Poliquístico de Australia está trabajando con la Universidad de Monash para encontrar una manera de hacer un diagnóstico "más claro y simple".

No Te Rindas

Amy Medling, la fundadora de PCOSdiva.com, anima a las mujeres a canalizar su "diva" interior cuando buscan tratamiento. Esto requiere insistir en que el médico examine todos tus síntomas. Si no te da una respuesta satisfactoria, entonces busca una segunda opinión o una tercera. No te detengas hasta que te sientas escuchada. Con el SOP, es posible que tengas que convertirte en tu propia defensora de la salud hasta que encuentres al médico adecuado que trabaje para ti. Medling dice que cuando veas al doctor, debes ser honesta y contarles todos tus síntomas. También enfatiza que necesitas ser firme al hacerte las pruebas de laboratorio, porque mientras más información tengas, más rápido podrás diagnosticar tu condición y comenzar un plan de tratamiento.

Discusiones En Torno Al Diagnóstico de SOP

Un consorcio internacional dirigido por el Centro para la Excelencia en la Investigación de SOP, que incluye treinta y siete sociedades y organizaciones profesionales de SOP de setenta y un países, se reunió recientemente para debatir cuestiones relacionadas con el SOP, incluido el diagnóstico del mismo. Una de las recomendaciones del consorcio fue que se debe hacer un diagnóstico de SOP si el ciclo menstrual de una mujer no es regular y si los análisis de sangre revelan que la mujer tiene grandes cantidades de hormonas masculinas. El consorcio concluyó que un ultrasonido de los ovarios no es necesaria para diagnosticar el síndrome, ya que los ultrasonidos que detectan quistes ováricos pueden llevar a un diagnóstico erróneo. Por ejemplo, una mujer puede ser diagnosticada con SOP mientras que el verdadero culpable es otro problema, como la morfología ovárica poliquística (PCOM, por sus siglas en inglés).

El consorcio también declaró que aunque las hormonas anti-mullerianas están conectadas al SOP, los niveles hormonales no pueden ser utilizados para el diagnóstico. No dieron una razón para ello.

Aunque se considera que la resistencia a la insulina es una característica clave de SOP, el consorcio determinó que la medición de los niveles de insulina o glucosa en sangre no debe utilizarse para el diagnóstico. Los altos niveles de insulina pueden ser un signo de muchos problemas de salud diferentes, como la diabetes, por lo que no se puede utilizar de forma fiable para el diagnóstico de SOP.

Se Necesita Más Investigación

Aunque la comunidad médica ha conocido el SOP durante siglos, todavía hay una enorme falta de información sobre el síndrome, sus causas, efectos, tratamientos y quizás una cura.

El profesor Teede lo dice mejor: "Lo que ha sido un mensaje muy claro de las mujeres es que están recibiendo una atención inadecuada, y luego de los profesionales de la salud que están encontrando difícil el diagnóstico. Una de las razones es porque aún no entendemos completamente la condición."

Dado que la comunidad internacional de la salud y los expertos en SOP están notando que cada vez más mujeres están siendo diagnosticadas con SOP, sólo podemos esperar que se lleve a cabo mucha más investigación. Podemos esperar que pronto los médicos, científicos y defensores de la salud puedan proponer una cura para que las mujeres ya no tengan que lidiar con los síntomas y tengan una vida menos estresante y más saludable.

Resumen del Capítulo

- El SOP afecta aproximadamente a una cuarta parte de las mujeres en los Estados Unidos.

• Muchas de las mujeres que sufren de SOP no han sido diagnosticadas.

• Hay muchas señales y síntomas de alerta temprana que no deben ser ignoradas.

• Es importante que las mujeres que sufren de SOP reciban tratamiento porque puede convertirse en una enfermedad potencialmente mortal.

En el siguiente capítulo, aprenderás sobre la salud mental y emocional asociada con el SOP.

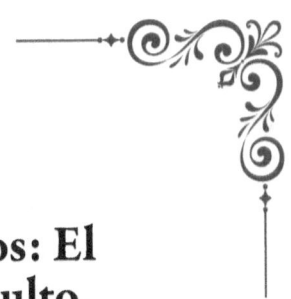

Capítulo Dos: El Síntoma Oculto, Salud Mental y Emocional con SOP

Con todos los síntomas, dolor, preocupación y estrés que enfrentan las mujeres con SOP, no es sorprendente que la depresión y la ansiedad lo acompañen.

Las mujeres que fueron entrevistadas por ABC News dijeron que sus médicos simplemente no creían que hubiera algo malo. Dos mujeres tuvieron que probar sus casos a sus médicos antes de que fueran tomadas en serio. Peggy, una mujer que experimentó este tipo de rechazo frustrante por parte de los médicos, dijo a ABC News: "La gente no entiende lo que siento y los profesionales médicos no pueden o no quieren ofrecer ayuda".

Además de no sentirse escuchada por los profesionales, otro importante contribuyente a la lucha mental y emocional es tener que lidiar con la posibilidad de no poder tener hijos. Muchas mujeres se sienten devastadas cuando se enteran de que tener un bebé puede ser difícil o imposible debido a su SOP. Como aprenderás en el capítulo siete, éste no es el caso de la mayoría de las mujeres.

Debido a que existen pocas pautas con respecto al diagnóstico de SOP, la salud mental y emocional a menudo se pasa por alto. Sin embargo, esto está empezando a cambiar. En el consorcio mencionado en el capítulo uno, los miembros recomendaron que las personas diagnosticadas con SOP también deben ser examinadas para detectar problemas de salud mental y emocional.

Varios estudios indican que las mujeres con SOP son tres veces más propensas a ser diagnosticadas con trastornos de salud mental como bipolaridad, trastorno obsesivo-compulsivo, depresión y ansiedad, así como trastornos alimenticios. Los síntomas son más probables de ser severos. Se encontró que los hijos de madres con SOP tenían más probabilidades de ser diagnosticados con Trastorno por Déficit de Atención con Hiperactividad (TDAH) o de estar en el espectro autista.

Un estudio realizado por la Universidad de Cardiff sobre diecisiete mil mujeres diagnosticadas con SOP encontró que más del veintitrés por ciento sufría de depresión, más del once por ciento sufría de ansiedad y más del tres por ciento sufría de trastorno bipolar.

Dicho todo esto, si te diagnostican SOP, es una buena idea hacerte un examen para detectar problemas de salud mental.

Causas Y Posibles Soluciones

Existen varias causas posibles para los problemas de salud mental y emocional asociados con el SOP. Los expertos aún no han llegado a un acuerdo mutuo sobre por qué las mujeres pueden sufrir estos trastornos, aunque han nombrado a varios posibles contribuyentes.

Esto nos lleva a la pregunta: "Si los expertos médicos no saben por qué estoy deprimida, me siento ansiosa o tengo cambios de humor, ¿cómo van a ayudarme a superarlos?

Obesidad Y Mala Imagen Corporal

ABC encuestó a doscientas cincuenta mujeres con SOP. Aproximadamente el setenta por ciento de las mujeres dijeron que sufrían de depresión. Más del veinticinco por ciento de las mujeres atribuyeron la causa de su depresión a su peso o problemas de autoestima.

Por ejemplo, una mujer a la que diagnosticaron con SOP dijo: "Me siento como una gran pila de mierda". Otra mujer dijo: "Me siento como un defecto peludo, feo y malhumorado. No me siento sexy o hermosa, sólo quiero ser como las otras chicas". Otras mujeres dicen que sufren de auto-odio.

Estudios han demostrado que las personas obesas tienen un mayor riesgo de sufrir problemas de salud mental y emocional. Aunque no todas las mujeres que sufren de SOP son obesas, existe un mayor riesgo de obesidad.

Las mujeres que sufren de SOP tienen un ochenta por ciento más de probabilidades de aumentar de peso y tienen dificultad para bajarlo. Esto puede llevar a desarrollar una imagen corporal deficiente. La cultura pop puede hacer esto aún peor debido a la forma en que representan a las mujeres hermosas. Tener una imagen corporal negativa puede causar depresión y ansiedad e incluso puede llevar al desarrollo de trastornos alimenticios como anorexia o bulimia.

Para las mujeres con SOP, es importante trabajar para tener una imagen corporal más positiva. Esto no significa que tienes que estar completamente feliz con tu cuerpo en todo momento. Significa que no tienes que permitir que tu imagen corporal te impida tener una vida feliz.

Una manera de desarrollar una mejor imagen corporal es entender que las imágenes de las mujeres que se presentan en los medios de comunicación no siempre son realistas. Incluso se ha dicho que después de que los editores, anunciantes y fotógrafos terminan de manipular las imágenes, algunas modelos ni siquiera se reconocen a sí mismas. Por ejemplo, cualquier tipo de mancha es a menudo eliminada con photoshop. Algunos editores hacen que las cinturas de las modelos sean más pequeñas y sus pechos más grandes.

Entiende que eres hermosa tal como eres. No hay dos mujeres iguales. También es importante entender que Barbie no existe, y no es posible tener su cuerpo. Esto significa que tienes que ser realista acerca de tu tipo de cuerpo. Algunas mujeres son delgadas por naturaleza. Otras mujeres no lo son, y no es posible que logren un aspecto muy delgado. Y eso está bien. Algunas de las mujeres más hermosas de Hollywood tienen complexiones más robustas, como Camryn Meinham (*Ghost Whisperer, The Practice*), Kirsten Vangsness (*Criminal Minds*) y Melissa McCarthy (*Ghostbusters, Spy, Gilmore Girls*).

Elimina el monólogo interno negativo. No te permitas ser grosera e irrespetuosa contigo misma. Cuando empieces a decir o a pensar esos comentarios negativos, reconoce que lo eres, y luego oblígate a detenerlos. Tomará algo de práctica, pero puedes cambiar tu monólogo interno negativo por uno positivo.

Concéntrate en tus cualidades positivas. A menos que seas la Bruja Malvada de Occidente y seas la persona más mala y de corazón más duro del mundo, tienes algunas maravillosas.

Concéntrate en ellas. En tu amabilidad, inteligencia y determinación. Concéntrate en tus hermosos ojos y aprecia que tienes curvas. Entiende que eres hermosa.

Saber Cuándo Obtener Ayuda

Llega un momento en que es hora de buscar ayuda profesional, cuando el estrés y la lucha son demasiado difíciles de manejar por tu cuenta. Pero, ¿cómo sabes cuándo es el momento de buscar ayuda? Aquí hay algunas señales que hay que tener en cuenta:

- Cuando tu monólogo interno extremo se vuelve extremo. Te has convencido a ti misma de que eres espantosa. Que tu imagen es horrible.

- Cuando tu imagen corporal negativa te impide participar en las actividades que solías amar, incluyendo pasar el tiempo con amigos y familiares.

- Cuando haces dietas extremas para tratar de bajar de peso.

- Cuando empiezas un régimen de ejercicio extremo para tratar de perder peso.

- Cuando tienes expectativas poco realistas para ti misma. Incluso si eres capaz de perder dieciocho kilos, no vas a ser capaz de hacerlo de la noche a la mañana.

Los Problemas Corporales Además del Aumento de Peso

Algunos de los síntomas físicos, además del aumento de peso, que resultan de SOP también pueden causar una imagen corporal negativa. Según los medios de comunicación y muchas expectativas culturales, se supone que las mujeres tienen un cabello lustroso y no tienen vello corporal. Sin embargo, los niveles más altos de hormonas masculinas pueden hacer que el cabello se vuelva delgado o incluso que se produzca una calvicie de patrón masculino. Además, las hormonas pueden causar vello corporal excesivo, incluyendo vello facial, lo cual puede ser muy embarazoso.

El acné también puede convertirse en un problema. Los parches de piel gruesa y oscura pueden aparecer en lugares poco visibles. Las marcas en la piel, aunque no son tan notorias, también pueden aparecer. Estos síntomas físicos pueden hacer que la mujer se sienta muy cohibida acerca de su apariencia, lo cual puede crear una imagen corporal negativa.

Hay algunas maneras de abordar estas cuestiones. Los sombreros, bufandas o pelucas pueden ayudar a cubrir el adelgazamiento del cabello o la calvicie. Depilarse puede eliminar parte del vello corporal excesivo. Sin embargo, podría resultar muy difícil eliminar todas las manifestaciones físicas de SOP.

El exceso de vello facial puede contribuir en gran medida a una imagen corporal negativa. Si estás cansada de depilarte, la depilación láser puede ser una solución.

Busca Ayuda Cuando La Necesites

Al igual que con los problemas de peso, debes reconocer cuándo necesitas buscar ayuda con los problemas negativos del cuerpo relacionados con las manifestaciones físicas de tu SOP. Aquí hay algunas señales de alerta con las que puedes estar luchando y necesitando ayuda profesional:

1. Cuando tu monólogo interno negativo es extremo y sincero.

2. Cuando tu imagen corporal negativa te impide participar en las actividades que te gustan, o cuando interfiere con tus relaciones con familiares y amigos.

3. Cuando tienes expectativas poco realistas para ti misma.

Mayor Resistencia A La Insulina

Estudios acerca de si el aumento de la resistencia a la insulina causa problemas de salud mental y emocional no son concluyentes. Algunos estudios indican que existe una relación entre ambos, mientras que otros indican que no existe ninguna relación. Un estudio demostró que existe una posible relación entre la resistencia a la insulina y los niveles más altos de ansiedad. Sin embargo, se necesita más investigación para determinar de manera concluyente si existe una relación entre ambos.

Si la resistencia a la insulina contribuye a problemas mentales y emocionales, entonces hay medicamentos que pueden ayudar a aliviar los síntomas, como la Metformina.

Desequilibrio Hormonal

Existe una conexión conocida con las hormonas y la salud mental y emocional. Sin embargo, no se han realizado suficientes estudios para determinar si los niveles más altos de andrógenos en las mujeres pueden causar depresión y ansiedad. Un estudio determinó que no había correlación entre niveles más altos de testosterona y depresión y ansiedad. Otro indicó que existe una relación entre DHEAS (dehidroepiandrosterona sulfato), un tipo de hormona androgénica, y un mayor riesgo de depresión y ansiedad. Al igual que muchos otros problemas asociados con el SOP, se necesita más investigación.

Sustancias Químicas en el Cerebro

Ha habido una conexión desde hace mucho tiempo entre las sustancias químicas en el cerebro y los trastornos mentales y emocionales. Los neurotransmisores son sustancias químicas que envían mensajes al cerebro y al sistema nervioso. Las mujeres que sufren de SOP pueden tener niveles más bajos de neurotransmisores, tales como la serotonina (un neurotransmisor asociado con sentimientos positivos).

Infertilidad

La infertilidad es un problema común entre las mujeres que sufren de SOP. Cuando una mujer está tratando de quedar embarazada pero no puede, puede desanimarse, deprimirse y sentirse ansiosa por saber si será capaz de tener hijos.

Una Combinación de Problemas

Así como el SOP es un síndrome complicado, con una combinación de síntomas y efectos sobre la salud, es muy probable que el aumento de la depresión que se observa en las mujeres que sufren de este síndrome también sea causado por una combinación de problemas.

Tratamiento

Lidiar con los síntomas de SOP ya es bastante difícil. Y no hay vergüenza en experimentar depresión, ansiedad y otros trastornos de salud mental y emocional. Es extremadamente importante que busques tratamiento para ellos. Hay muchas maneras diferentes en que un terapeuta, psicólogo o psiquiatra puede tratar tus enfermedades.

Terapia Cognitiva Conductual

La terapia cognitivo-conductual (TCC) es una terapia de conversación que puede ser usada sola o en combinación con medicamentos. Las investigaciones han demostrado que la

TCC puede ayudar con la depresión, la ansiedad, los trastornos del sueño, los trastornos alimenticios, el trastorno obsesivo-compulsivo y el trastorno bipolar, entre otros.

La terapia cognitivo-conductual es un enfoque orientado a objetivos para ayudarte con tus problemas de salud mental y emocional. La cual te pide que te concentres en los problemas específicos a los que te enfrentas. El terapeuta puede pedirte que hagas la tarea. Es posible que se te pida que leas ciertos artículos o que practiques lo que has aprendido durante las sesiones mientras sigues con tu vida diaria.

Hay cuatro pasos en la TCC. El primero es identificar qué situaciones te están presentando desafíos. En tu caso, podría tratarse del SOP y los síntomas que lo acompañan, como el aumento de peso, el vello excesivo y la infertilidad, e incluso cómo afecta tus relaciones interpersonales. Luego, trabajarás con tu terapeuta para decidir en qué metas específicas quieres trabajar.

El segundo paso es que seas consciente de tus emociones, pensamientos y creencias acerca de los problemas que estás enfrentando. Por ejemplo, si tienes una imagen corporal negativa debido a los síntomas físicos del SOP, entonces hablarás de tus pensamientos. Esto puede incluir lo que te dices a ti misma acerca de tu problema (monólogo interno), tus creencias acerca de ti misma, de otras personas y de situaciones. Es posible que se te anime a llevar un diario y a escribir tus pensamientos y sentimientos a medida que pasa el día.

Tercero, se te pedirá que identifiques los sentimientos inexactos o negativos acerca de la situación. Tu terapeuta te pedirá que prestes atención a tus reacciones sobre cómo respondes a diferentes situaciones. Por ejemplo, si te miras en el espejo y ves el vello facial, ¿qué hace tu cuerpo? ¿Qué pensamientos sobre ti pasan por tu mente? ¿Cómo te sientes?

El cuarto paso en la TCC es determinar si tu monólogo interno y las percepciones que tienes de ti misma y de tu situación se basan en percepciones reales o inexactas. Por ejemplo, si estás enfrentando infertilidad, el terapeuta podría pedirte que determines si tu condición es tu culpa o si se debe a circunstancias más allá de tu control. ¿Realmente te diste a propósito la condición hormonal que hizo que la ovulación fuera difícil? Por supuesto que no. ¿Tu infertilidad te hace menos mujer? Por supuesto que no. En este punto, aprendes a reemplazar el monólogo interno negativo e impreciso con el positivo más preciso. Eres tan mujer como cualquier otra mujer en este mundo. Con tratamiento, es posible que puedas concebir y dar a luz con éxito. Cuando practiques el monólogo interno positivo y el pensamiento preciso, será más fácil.

Muchos terapeutas prefieren utilizar la TCC porque te ayudará a identificar tus desafíos, como la depresión, la ansiedad e incluso las razones por las que podrías sufrir un trastorno alimenticio. Una vez que hayas identificado tus trastornos mentales y emocionales y las razones detrás de ellos, el terapeuta puede ayudarte a descubrir maneras de superarlos.

Otra razón por la que se prefiere la TCC es porque es una sesión de terapia muy estructurada, y muchas personas pueden combatir sus desafíos con menos sesiones.

La terapia cognitivo-conductual ha demostrado ayudar a las personas con muchos aspectos de problemas mentales y emocionales, incluyendo:

• Aprender a lidiar con problemas de salud crónicos (tales como el SOP), incluyendo los síntomas asociados con el síndrome.

• Prevenir una recaída de los síntomas de salud mental. Debido a que la TCC te ayuda a reconocer los problemas de salud mental y emocional a los que te enfrentas y cuáles son los síntomas, podrás reconocer los signos que podrían indicar que estás siguiendo un camino negativo. Por ejemplo, si comienzas con el monólogo interno negativo, puedes reconocerlo, desafiar la conversación y usar el monólogo interno positivo para combatirlo.

• Tratar los problemas de salud mental cuando los medicamentos no son una buena opción. Esto puede ser especialmente importante si estás tratando de quedar embarazada, estás embarazada o amamantando.

• Aprender a manejar tus emociones. Saber que estás triste, deprimida o que tienes baja autoestima. La terapia cognitiva conductual puede ayudarte a reconocer las emociones, los signos y a aprender herramientas para superarlos.

Es importante entender que una vez que comiences la TCC, no tendrás resultados instantáneos. Como todas las cosas en la vida, tienes que trabajar en ello. Tienes que practicar las técnicas. Es posible que no cures tu ansiedad o depresión.

Sin embargo, te dará herramientas que puedes utilizar para superar situaciones y sentimientos negativos.

Cambios en el Estilo de Vida

Se recomiendan cambios en el estilo de vida para muchos de los problemas que rodean al SOP. Esto incluye incluir niveles saludables de ejercicio y una dieta saludable.

Ejercicio

Las investigaciones han demostrado que las personas que sufren de ansiedad y depresión tienen menos síntomas si hacen ejercicio por lo menos ciento cincuenta minutos a la semana. Harvard Health sugiere que el ejercicio puede aliviar los síntomas relacionados con la depresión y la ansiedad, a menos que esos trastornos sean particularmente graves.

Cuando haces ejercicio, tu cuerpo libera las endorfinas positivas o "sentirse bien", que son hormonas que mejoran tu estado de ánimo y sensación de bienestar. Las exploraciones cerebrales muestran que la parte del hipocampo del cerebro, que regula el estado de ánimo, es más pequeña en las personas que están deprimidas. Sin embargo, el ejercicio estimula el crecimiento celular en esa parte del cerebro para que pueda ayudar a estabilizar tu estado de ánimo y disminuir tu depresión.

El ejercicio también puede ayudar a distraer tu mente de los problemas que te están causando estrés o ansiedad. Te da la oportunidad de escapar de los pensamientos negativos e inexactos que alimentan tu ansiedad y depresión.

The Mayo Clinic enumera varios otros beneficios del ejercicio que pueden ayudar a mejorar tus síntomas mentales y emocionales. Aquí hay unos cuantos grandes:

- El ejercicio puede ayudarte a ganar confianza. Cuando haces una meta para entrar en un régimen de ejercicio, y luego la mantienes, sentirás una sensación de logro que puede mejorar la imagen de ti misma. Ponerse en forma también puede hacer que te sientas mejor con tu apariencia. El beneficio adicional es que puede ayudarte a perder un poco de peso, lo que puede resultar en una reducción de la resistencia a la insulina y un menor riesgo de desarrollar síndrome metabólico.

- El ejercicio puede ayudar a mejorar las interacciones sociales. Únete a un gimnasio, a una clase de fitness o a un equipo de deportes recreativos. Estas actividades grupales te dan la oportunidad de interactuar con personas que tienen metas similares a las tuyas. Si las actividades de grupo parecen intimidantes al principio, empieza con algo pequeño y ve subiendo. Incluso algo tan simple como dar un paseo alrededor de la manzana puede darte la oportunidad de interactuar con otros intercambiando saludos o sonrisas.

- El ejercicio es un mecanismo saludable para sobrellevar la situación. Te da la oportunidad de librar tus miedos, frustraciones, ira y otros sentimientos negativos de una manera saludable. También te da la oportunidad de alejarte de un problema y verlo desde una perspectiva diferente. Muchas veces cuando te concentras en un problema durante demasiado tiempo, te quedas atascada en una rutina. Cuando te alejas del problema, te das la oportunidad de pensar en otra cosa, y entonces puedes abordar el problema desde otro ángulo. Ejercitarte te da la oportunidad de encontrar posibles soluciones.

La depresión puede hacer que sea difícil sentirse motivado. Incluso hacer frente a tareas simples puede ser un desafío. También puedes perder el interés en las actividades que disfrutas. Por lo tanto, algo como comenzar un nuevo régimen de ejercicios puede parecer una tarea imposible. Sé amable y paciente consigo mismo. Empieza de a poco y sube a partir de ahí. Aquí hay algunas estrategias que pueden ayudar:

- Haz una caminata de cinco minutos. Si te sientes cómoda, añade más tiempo. Desafíate a caminar por lo menos cinco minutos al día.

- No tienes que correr, ir al gimnasio todos los días, o participar en actividades rigurosas. Elige una actividad que te guste. Puede ser caminar alrededor de la manzana, nadar en la piscina, practicar yoga o cualquier otra actividad que haga que tu cuerpo se mueva.

- Asegúrate de establecer metas razonables. Por ejemplo, mientras que una meta de perder cinco kilos a la semana es totalmente irreal, la meta de perder medio kilo por semana es alcanzable y segura. Tus metas pueden ser desafiantes, pero deben ser alcanzables.

• Enfoca el ejercicio como algo que te gusta hacer, no como algo que debe hacerse. Si ves el ejercicio como una tarea, entonces es menos probable que continúes participando en esa actividad. Sin embargo, si consideras que es una actividad que te gusta, entonces es más probable que continues con ella.

• Analiza cualquier barrera que te impida crear una rutina de ejercicios exitosa. Si no te sientes cómoda haciendo ejercicio en espacios públicos, crea una rutina en casa. Si los ejercicios de alta intensidad son demasiado desafiantes para tu nivel de habilidad, haz ejercicios aeróbicos de bajo impacto. Usa lo que tengas disponible como escaleras o latas de sopa para sustituir las pesas de mano. Piensa innovadoramente.

• Entiende que enfrentarás reveses y obstáculos en tus planes. Podrías saltarte un día. Eso no significa que seas perezosa o que no puedas volver a encaminarte. Significa que te saltaste un día y que seguirás donde lo dejaste.

• Asegúrate de darte crédito por cada logro, sin importar lo pequeño que pienses que es.

Como todos los demás tratamientos, es posible que no notes un cambio inmediato. Con el tiempo, los efectos positivos se acumularán y notarás una disminución en tus síntomas de depresión y ansiedad. Es importante recordar que debes continuar ejercitándote incluso después de comenzar a sentirte mejor para poder mantener los efectos positivos.

Dieta

Aunque hay muchos alimentos que pueden ayudar con la depresión, la ansiedad y otros problemas de salud mental y emocional, los estudios han encontrado que no hay correlación entre las dietas bajas en calorías y el alivio a largo plazo de los síntomas. Un estudio indicó que las dietas bajas en calorías no mejoraron los síntomas de ansiedad y sólo mejoraron los de la depresión durante un corto período.

Comer alimentos ricos en ácidos grasos omega-3 también puede aliviar los síntomas de depresión y ansiedad. Las sardinas, arenque, salmón escóces y las ostras de criadero son una buena fuente de ácidos grasos omega-3. El aceite de canola y de soja también contienen ácidos grasos. Las nueces, el tofu y las verduras de hoja verde también son una buena fuente de ácidos grasos omega-3. También puedes tomar suplementos de aceite de pescado, ya sea por sí solos o con vitamina D, lo que puede aumentar tus niveles de ácidos grasos.

Los carbohidratos inteligentes (los cuales contienen un índice glucémico bajo) son otro grupo de alimentos que pueden ayudar a aumentar los niveles de serotonina. Las investigaciones han indicado que existe una relación entre el deseo de consumir carbohidratos y la depresión. Todavía puedes tener carbohidratos y comer una dieta saludable. La clave es evitar los carbohidratos procesados, como los pasteles y las galletas. Las frutas, verduras y nueces tienen carbohidratos que satisfacen tus antojos. La ventaja de estos alimentos es que también tienen un alto contenido de fibra.

Los alimentos ricos en proteínas también han demostrado que aumentan la serotonina. Alimentos como el atún, el pollo y el pavo pueden ayudar a aliviar los síntomas de la depresión y la ansiedad. Los frijoles, el queso bajo en grasa, el yogur, la carne magra, las aves, el pescado, los guisantes y los alimentos de soya tienen proteínas que pueden ayudar con la depresión.

Consumir alimentos con alto contenido de vitamina B también puede ayudar con la depresión. Se ha demostrado que la vitamina B12 aumenta los niveles de energía. Los frijoles, las nueces, la mayoría de las frutas y las verduras de color verde oscuro, así como los productos animales y los productos lácteos bajos en grasa, tienen altas cantidades de estas vitaminas que pueden ayudarte a combatir los síntomas de la depresión y la ansiedad.

De la misma manera, es importante asegurarte de obtener suficiente vitamina D. Los alimentos que tienen un alto contenido de vitamina D incluyen el salmón, las sardinas, el arenque, el aceite de hígado de bacalao, el atún, las ostras, los camarones, las yemas de huevo, los hongos y los alimentos fortificados (como la leche de vaca con vitamina D, la leche de soya, el jugo de naranja, el cereal y la avena).

La investigación también ha encontrado una relación entre la depresión y el bajo nivel de selenio. Por lo tanto, comer alimentos que tienen altos niveles de selenio puede ayudarte a superar tus síntomas de depresión y ansiedad. Los alimentos que incluyen el selenio incluyen frijoles, nueces, carne magra, productos lácteos bajos en grasa, semillas, mariscos y granos enteros.

Es importante que vigiles tu consumo de cafeína, ya que demasiada cafeína puede causar ansiedad. Para asegurarte de reducir los problemas para dormir, debes dejar de tomar cafeína alrededor del mediodía. También es muy importante evitar el alcohol y las drogas.

Al igual que con la obesidad, hay un ciclo entre la mala nutrición y la depresión. La mala nutrición puede afectar la química del cuerpo y del cerebro, causando depresión. Sin embargo, las personas tienden a tener hábitos alimenticios poco saludables cuando están deprimidas. Por lo tanto, para romper el ciclo es sumamente importante que comas saludablemente.

Dormir

Al igual que con la obesidad y la nutrición, hay un ciclo con falta de sueño y depresión. No dormir lo suficiente no puede causar depresión. Sin embargo, muchas personas que luchan con problemas de sueño tienden a sufrir de depresión. La mayoría de los expertos en salud están de acuerdo en que los adultos necesitan de siete a nueve horas de sueño cada noche. Sin embargo, las encuestas indican que la mayoría de las personas tienen menos de siete horas. Dormir demasiado es otro indicio de depresión.

El sueño es cuando el cuerpo se restaura a sí mismo. La falta de sueño reparador puede hacer que estés tensa, irritable e hiper-atenta. La falta de sueño eventualmente llevará a la fatiga, haciendo más difícil mantenerse al día con las actividades físicas regulares, como hacer ejercicio. Si estás haciendo ejercicio con menos frecuencia o no lo haces en absoluto, es probable que experimentes un aumento en los síntomas de depresión y ansiedad.

Si luchas contra el insomnio, tu médico puede recomendarte medicamentos de venta libre que pueden ayudarte a conciliar el sueño, como Unisom o Zzzquill. También hay medicamentos recetados que pueden ayudarte.

Aquí están algunas maneras simples de tratar tu insomnio en casa:

1. La meditación justo antes de ir a la cama puede ayudar a despejar tu mente de tus pensamientos negativos. Hay muchas técnicas meditativas que puedes usar para calmar tu mente.

2. Lee un libro antes de acostarte.

3. Escucha música suave a un ritmo lento. La música clásica es una opción popular.

4. Escribe una lista de las cosas que necesitas lograr al día siguiente para que no estés pensando en ellas mientras intentas dormir.

5. Del mismo modo, escribe una lista de tus preocupaciones justo antes de irse a la cama.

6. Evita mirar las pantallas de la computadora, de la televisión o del teléfono justo antes de acostarse. La luz brillante emitida por estas tecnologías puede prevenir la liberación de melatonina, una hormona que le dice a tu cerebro que es hora de dormir.

7. Practica yoga.

8. Practica ejercicios de respiración para calmar tu cuerpo.

9. Evita tomar medicamentos, comer o beber líquidos que contengan cafeína durante varias horas antes de tratar de dormir.

10. No te acuestes simplemente en la cama dando vueltas y vueltas cuando no puedas dormir. Sal de la cama, ve a otra habitación. Lee o haz alguna otra actividad ligera hasta que te sientas somnolienta y luego regresa a la cama.

11. La cama sólo debe usarse para dormir y tener relaciones sexuales. De esa manera, cuando te acuestas, es una señal para tu cuerpo de que es hora de dormir.

12. Una ducha caliente antes de acostarse te ayudará a dormir profundamente mientras tu cuerpo se enfría.

13. Mantén la temperatura ambiente fresca.

14. Una máquina de ruido blanco, o una máquina que produzca sonidos de la naturaleza, puede ayudarte a bloquear otros sonidos que te mantendrían despierta.

15. Las persianas pueden ayudar a prevenir que las luces externas te mantengan despierta, al igual que una máscara para dormir.

Medicamentos

Muchos médicos prescriben medicamentos para ayudar a tratar la depresión, la ansiedad, el trastorno bipolar y muchas otras enfermedades mentales y emocionales. Los medicamentos funcionan equilibrando los neurotransmisores en tu cerebro que afectan tus estados de ánimo y emociones, como la serotonina. Los medicamentos pueden ayudarte a dormir mejor, comer mejor y motivarte más para hacer ejercicio y las actividades que disfrutas. Esto, a su vez, ayuda a combatir los síntomas con los que estás luchando.

Es importante tener en cuenta que, al igual que con todos los tratamientos, no notarás un efecto inmediato. De hecho, muchos de los medicamentos no hacen efecto hasta cuatro o cinco semanas después de tomarlos. Para que los medicamentos funcionen más rápido, tienes que tomarlos tal como te los recetaron.

Otro aspecto importante a tener en cuenta es que mientras que aproximadamente el sesenta por ciento de las personas se sentirán mejor con el primer tipo de medicamento que tomen, otros necesitarán probar un tipo diferente de medicamento hasta que vean resultados. Desafortunadamente, no existe un enfoque único para el tipo y la dosis de medicamentos necesarios para tratar tus síntomas.

Los médicos también pueden prescribir múltiples medicamentos para tratar diferentes síntomas. Por ejemplo, digamos que el primer medicamento que tomas es un estabilizador del estado de ánimo y sientes un cambio parcial, pero tu ansiedad todavía te está afectando, entonces el médico puede agregar un medicamento que te ayudará a disminuir tus síntomas de ansiedad.

Lo más importante que debes tener en cuenta cuando tomas medicamentos es que debes comunicarte con tu médico. Sé completamente honesta sobre cómo te sientes y cómo te están afectando los medicamentos. Después de todo, el objetivo final de los medicamentos es aliviar los síntomas. Cuando hables con tu profesional de la salud mental, asegúrate de que la persona entienda todo lo que estás sintiendo. No hay nada de lo que avergonzarse, y cuanta más información tengan, más probable es que se pueda recomendar un tratamiento efectivo.

Yoga

Hay muchos estudios de investigación que indican que el yoga puede ser una ayuda significativa para reducir la depresión, el trastorno bipolar y la ansiedad. Mejora los niveles de energía y disminuye los niveles de estrés. El yoga se puede utilizar para ayudar a reducir el dolor crónico, las enfermedades crónicas y mejorar la salud física general.

El yoga te ayuda a lidiar con tu depresión de dos maneras. Primero, te permite enfocar tu mente en el momento presente y limpiarla de cualquier pensamiento negativo. Los movimientos controlados y enfocados pueden ayudar a crear una conexión entre tu cuerpo y mente.

El yoga se centra en movimientos suaves y calmantes. Las posturas son flexibles, para que todos puedan participar en cada una de ellas. El yoga se centra en movimientos suaves, ejercicios de respiración y concentración. Además, requiere que te enfoques en imágenes positivas diseñadas para calmar tu cuerpo y mente.

Practicar yoga puede ayudar a reducir la frecuencia cardíaca en reposo, disminuir la presión arterial, ayudar a aliviar la respiración, aumentar la tolerancia al dolor y disminuir el estrés.

La otra gran cosa sobre practicar yoga es que puedes unirte a un estudio, practicar uno a uno con un instructor, o practicar en casa, sola, con los videos educacionales. Hay muchas diversas poses que apuntan a los problemas específicos tales como relajación, flujo de sangre creciente a través del cuerpo, y encontrar la alineación apropiada del cuerpo.

Ejercicios de Respiración

Los ejercicios de respiración son una gran manera de ayudar a aliviar los síntomas de la depresión, la ansiedad y el trastorno bipolar. Cuando estás concentrada en tu respiración, no lo estás en nada más, incluyendo las situaciones estresantes que estás enfrentando. Estás simplemente concentrada en tu respiración.

Muchas personas tienden a respirar superficialmente, lo cual puede aumentar los síntomas de depresión y ansiedad. La respiración superficial puede hacer que tus instintos de lucha o de huida hagan efecto, lo cual contribuye a la ansiedad. Por otro lado, los ejercicios de respiración, que incluyen la respiración profunda, estimulan el sistema parasimpático y tienen el efecto contrario. La respiración profunda saca tu cuerpo de la etapa de lucha o de huída y lo pone en un estado más tranquilo.

Los ejercicios de respiración pueden reducir la presión arterial y regular los latidos de tu corazón. Esto es especialmente útil si eres propensa a los ataques de ansiedad.

Hay muchos ejercicios de respiración que puedes encontrar en línea que pueden ayudar a reducir los síntomas de la depresión y la ansiedad. Como muchos otros "ejercicios", es posible que tengas que practicar para acostumbrarte a algunos de ellos.

Relajación Progresiva

Siéntate o acuéstate en un lugar cómodo. Mientras estás concentrada en inhalar y exhalar con respiraciones lentas y profundas, relajarás cada uno de tus grupos musculares. Empieza con los pies. Tensa los músculos de los pies y luego relájalos completamente. Luego, tensa las pantorrillas y relájalas completamente. Concentrándote en tu respiración, mueve lentamente tu cuerpo hacia arriba hasta que hayas liberado la tensión en todos tus músculos.

A la Cuenta de Cuatro

Esta técnica de respiración requiere que te concentres en tu respiración, la cual disipa los pensamientos negativos y estresantes. Siéntate o acuéstate en un lugar cómodo. Exhala completamente. Luego inhala por la nariz hasta la cuenta de cuatro. Contén la respiración a la cuenta de cuatro. Luego exhala por la boca y cuenta hasta cuatro. Repite hasta que sientas que te has calmado.

Técnica 4-7-8

Esta técnica requiere que te acuestes cómodamente. Exhala completamente a través de la boca alrededor de la lengua, haciendo un sonido silbante. Fruncir los labios puede ayudar con esto. Luego cierra la boca e inhala por la nariz hasta contar hasta cuatro. Contén la respiración para contar hasta siete. Luego exhala por la boca, haciendo el sonido silbante mientras cuentas hasta ocho.

Los expertos recomiendan que no hagas esto más de cuatro veces en una sola sesión.

Respiración Profunda

Siéntate en un lugar donde todo tu cuerpo esté completamente apoyado. Inhala profundamente por la nariz hasta que sientas que tu vientre está lleno de aire. Debes ser capaz de ver cómo se eleva tu vientre mientras inhalas. Luego exhala por la nariz, observando cómo se desinfla el abdomen.

Meditación

La investigación ha indicado que la meditación es una gran manera de manejar el estrés, la depresión y la ansiedad porque cambia tu reacción a esos sentimientos. "La meditación entrena al cerebro para lograr un enfoque sostenido, y para volver a ese enfoque cuando el pensamiento negativo, las emociones y las sensaciones físicas interfieren, lo cual sucede mucho cuando uno se siente estresado y ansioso", dice el Dr. John W. Denninger, director de investigación del Instituto Benson-Henry de Medicina Mente-Cuerpo del Hospital General de Massachusetts, afiliado a Harvard.

Estudios han demostrado que la meditación puede cambiar las áreas específicas del cerebro que están específicamente asociadas con la depresión. Hay dos regiones del cerebro que están asociadas con la depresión y la ansiedad. La corteza prefrontal media se vuelve hiperactiva en las personas que sufren de depresión. Esta es la parte del cerebro que procesa la información sobre ti mismo, incluyendo la preocupación por ti mismo y el pensamiento sobre el pasado. La amígdala es el "centro del miedo" de tu cerebro, que desencadena la respuesta de luchar o huir. Estas dos regiones del cerebro se alimentan mutuamente para crear depresión y ansiedad. La meditación ayuda a romper la conexión entre estas dos secciones del cerebro.

La meditación te ayuda a ignorar los sentimientos de estrés y ansiedad. Además, se ha demostrado que la meditación aumenta la materia gris en el hipocampo, lo que ayuda a que crezca. Como se mencionó anteriormente, el hipocampo tiende a encogerse en las personas deprimidas.

El objetivo de la meditación no es eliminar los pensamientos y sentimientos negativos. En cambio, te ayuda a aprender que no tienes que actuar sobre estos pensamientos y sentimientos. Aprenderás a reconocer que mientras los tengas, los pensamientos y sentimientos no son lo que eres.

La meditación también puede ayudarte a lidiar con situaciones estresantes. Por ejemplo, si tienes una cita con el dentista, meditar antes de ir puede ayudarte a lograr un estado de calma.

Lo bueno de la meditación es que hay varias técnicas diferentes que puedes usar. Puedes meditar en cualquier parte. No hay una cantidad específica de tiempo que debas pasar meditando a la vez, y no hay una cantidad específica en la que debas meditar por día o por semana. Es una técnica muy flexible que puede moldearse para que encaje en tu vida.

Empieza a trabajar

1. Encuentra un lugar cómodo para sentarte.

2. Establece un límite de tiempo. Mindful.com recomienda que debes limitar tus primeras sesiones a cinco o diez minutos hasta que adquieras el hábito de meditar.

3. Fíjate en tu cuerpo y en cómo está posicionado, si estás sentada sobre tus rodillas, con las piernas cruzadas, o qué es lo que tienes.

4. Presta atención a tu respiración. Concéntrate en cómo inhalas y exhalas.

5. Toma nota cuando tus pensamientos se alejan de tu respiración. Regresa tus pensamientos a tu respiración.

6. No juzgues tu mente o tus pensamientos. Simplemente nota que tus pensamientos han deambulado.

7. Cuando termines de meditar, fíjate a tu alrededor y en las imágenes y sonidos que te rodean. Observa cómo te sientes, y tus pensamientos y emociones.

Hay muchas técnicas de meditación que puedes usar, desde exminar el cuerpo hasta meditar mientras caminas. La meditación puede ayudarte a controlar el estrés y la ansiedad, independientemente de dónde estés o de lo que esté sucediendo a tu alrededor.

Pasatiempos

Los pasatiempos son una gran manera de ayudarte a lidiar con el estrés, la ansiedad y la depresión. Cuando te concentras en actividades que disfrutas, ayuda a distraer tu mente de las situaciones negativas de tu vida.

Muchos pasatiempos son creativos de una manera u otra. Cuando logras algo, te sientes exitosa. Puede ser cualquier cosa, desde plantar flores, tejer una manta o hacer un hermoso pastel.

Muchos pasatiempos proporcionan una salida positiva para el estrés. Alguien que pinta puede dar rienda suelta a sus emociones negativas en el lienzo. Una persona que hace pasteles puede convertir sus sentimientos negativos en algo hermoso y delicioso.

Aunque a muchas personas les resulta difícil comenzar con cualquier actividad cuando están deprimidas, incluyendo a sus seres queridos, es importante que des ese primer paso. Al igual que con el ejercicio, comienza con algo pequeño. Busca una receta que quieras probar o un modelo de avión que quieras construir. El siguiente paso es comprar los ingredientes o partes que necesitas. Antes de que te des cuenta, tu mente se concentrará en disfrutar de la actividad en lugar de andar en bicicleta a través de pensamientos negativos.

Interacciones Sociales

La depresión y la ansiedad a menudo causan aislamiento. Sin embargo, es muy importante evitar eliminar a los amigos y a la familia de tu vida. Los seres queridos pueden proporcionar un gran sistema de apoyo.

Los amigos y la familia pueden incluso proporcionar una distracción bienvenida para mantener tu mente alejada de las situaciones negativas y estresantes. Es más fácil ir a jugar bolos, salir a comer o participar en otras actividades divertidas cuando estás cerca de otras personas.

Saber Que No Estás Sola

Aunque te puedas sentir como si fueras una pequeña isla, sola en un mar de mujeres que no tienen que lidiar con los dolorosos, incómodos y difíciles síntomas que tienes, no estás sola.

Compartir tu experiencia con otras que entienden tus luchas puede fomentar un sentido de comunidad y reducir los sentimientos de soledad y aislamiento. Ten la seguridad de que hay mujeres que saben de primera mano por lo que estás pasando.

Los grupos de apoyo existen exactamente por esta razón. Puedes unirte a grupos de apoyo que estén en tu área y asistir en persona, o puedes unirte a grupos de apoyo en línea. No sólo te dan la oportunidad de hablar sobre tu enfermedad, sino que también proporcionan un foro donde puedes intercambiar consejos sobre tratamientos que otras han probado.

1. Women's Hair Loss Project - https://www.womenshairlossproject.com[1] - Un foro donde las mujeres comparten sus historias y recursos sobre la pérdida de cabello asociada con el SOP.

2. Soul Cysters - http://www.soulcysters.net[2] - Es un foro donde las mujeres pueden compartir sus historias y hablar con otras personas que sufren de SOP.

3. My PCOS team - https://www.mypcosteam.com[3] - Es una red social en línea que ayuda a las mujeres a brindarse apoyo emocional entre sí. También es un lugar donde ofrecen consejos prácticos sobre cómo tratar el SOP.

4. PCOS Diva - https://pcosdiva.com[4] - Un foro dirigido por una mujer que tomó el control de su enfermedad y sus síntomas. Proporciona mucha información sobre las diferentes maneras en que puedes hacer lo mismo.

Resumen del Capítulo

---

1.   https://www.womenshairlossproject.com/

2.   http://www.soulcysters.net/

3.   https://www.mypcosteam.com/

4.   https://pcosdiva.com/

- Muchas mujeres que sufren de SOP también sufren de trastornos mentales y emocionales.

- Se desconocen los vínculos entre los trastornos mentales y emocionales.

- Hay una variedad de maneras en las que puedes trabajar a través de los trastornos mentales y emocionales y volver a vivir.

En el siguiente capítulo, aprenderás lo que necesitas saber sobre cómo revertir el SOP.

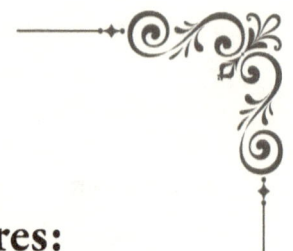

Capítulo tres:
Revertir el SOP y lo
Que Necesitas Saber

Encontrar un tratamiento para el SOP puede ser tan frustrante como obtener el diagnóstico inicial. Andrea, en el artículo de Lusinksi, lo explica mejor: "El hecho es que los médicos no han descubierto exactamente cómo corregir el SOP, e insisten en tratarlo únicamente como un problema reproductivo, ignorando todos los aspectos endocrinos y neurológicos de esta enfermedad".

Aunque no existe una cura conocida para el SOP en este momento, las investigaciones en curso muestran tratamientos prometedores que pueden controlar las causas y aliviar los síntomas. No tienes que soportar simplemente los efectos de SOP. Hay ayuda para ti.

En primer lugar, es importante señalar que no todos los tratamientos y opciones funcionarán igual para todas las mujeres. Así como el trastorno afecta a las mujeres de manera diferente, los tratamientos también lo harán. Es muy importante que hables con tu médico acerca de cualquier tratamiento, programa de ejercicio, dieta u otras opciones antes de comenzar.

Deja de Fumar

¿Eres fumadora? Si es así, debes saber que este hábito probablemente está afectando tus hormonas. Estudios indican que puede haber una relación entre la nicotina y el aumento de los niveles de testosterona en las mujeres. También existe una correlación entre fumar y el aumento de la resistencia a la insulina.

Hay una plétora de información y recursos disponibles para aquellas que desean dejar de fumar. Tu médico y el Internet pueden ser excelentes puntos de partida en tu viaje para dejar de fumar. Aunque algunas personas pueden dejar de fumar de golpe, la mayoría necesita un poco más de ayuda. Aquí hay algunas estrategias a explorar para dejar de fumar:

1. Reemplazos de cigarrillos, como parches de nicotina o goma de mascar.

2. Cigarrillos electrónicos, que te permiten controlar la cantidad de nicotina que usas. Puedes disminuir gradualmente la cantidad de nicotina hasta que sea destetado.

3. Champix puede ser prescrito, que ayuda a aumentar los niveles de dopamina. Dichos niveles a menudo aumentan al fumar, de modo que cuando las personas tratan de dejar de fumar, a menudo se sienten deprimidas o ansiosas.

4. El bupropion es un antidepresivo que aumenta los niveles de dopamina y puede ayudar a detener algunos de los síntomas de abstinencia. El bupropion también tiende a disminuir el apetito del usuario.

Como se dijo anteriormente, he separado la información sobre la dieta del SOP en un libro separado titulado " The PCOS Diet", y en él se puede leer más sobre la información de la dieta si estás interesada en ella, pero aquí voy a cubrir muy brevemente alguna información sobre los nutrientes y el momento en que se sabe que los nutrientes son beneficiosos para las personas con SOP, antes de pasar a otros factores de salud y a una colección de ideas sobre soluciones cosméticas.

Tiempo de Ingesta de Calorías

Un estudio ha indicado que la hora del día en que se ingieren más calorías puede tener un efecto significativo en los niveles de insulina y hormonas. Los niveles más bajos de insulina podrían ayudar con los problemas de fertilidad. El estudio, según lo informado por Michelle Konstantinovsky en One Medical, indicó que cuando las mujeres comían su mayor cantidad de calorías en el desayuno, sus niveles de glucosa e insulina mejoraban y veían una disminución de cincuenta por ciento en sus niveles de testosterona. La cantidad de calorías recomendada es de aproximadamente 980 para el desayuno, 640 para el almuerzo y 190 para la cena.

Además de calcular el número de calorías que ingieres, tu médico puede recomendarte que reduzcas tu consumo de calorías en general. Reducir tu peso, incluso en dos o cinco kilos, puede tener un impacto significativo en tus síntomas de SOP, incluyendo problemas de fertilidad.

Restricción de Carbohidratos

Los carbohidratos, como los azúcares, aumentan los niveles de insulina. Por lo tanto, eliminar los alimentos que tienen un alto contenido de carbohidratos puede ayudar a reducir los síntomas de SOP al ayudarte a perder peso y a disminuir la glucosa en la sangre.

Dieta Cetogénica

La dieta Cetogénica restringe la ingesta de carbohidratos y se centra en aumentar las grasas y proteínas naturales para que el cuerpo utilice las cetonas para quemar la grasa corporal.

Un sitio web que proporciona recursos para mujeres con SOP, recomienda comenzar una dieta Cetogénica que consista en menos de treinta y cinco gramos de carbohidratos cada día.

Hay muchas verduras que se pueden comer con la dieta Cetogénica. Por supuesto, las verdes de hojas oscuras son una gran opción, ya que tienen bajos carbohidratos pero tienen muchos buenos nutrientes. El brócoli, la coliflor, el calabacín y otras verduras similares son excelentes para la dieta Cetogénica. Se afirma que cuanto más colorido y brillante es el vegetal, menos carbohidratos tiene.

Es importante reducir el número de verduras con almidón, ya que los almidones se convierten en carbohidratos. Estos incluyen papas, camote, guisantes, maíz y quinua. Las verduras más dulces, como las zanahorias, tienden a tener más carbohidratos.

En Internet se pueden encontrar muchas recetas de platillos cetogénicos. Visita los siguientes sitios web para empezar:

1. https://www.delish.com/cooking/g4798/easy-keto-diet-dinner-recipes/

2. https://www.allrecipes.com/recipes/22959/healthy-recipes/keto-diet/

3. https://www.dietdoctor.com/low-carb/keto/recipes

4. https://theinspiredhome.com/articles/31-tasty-keto-recipes-for-dinner-and-dessert

Fibra

La fibra es una parte importante de toda dieta. Los alimentos que tienen un alto contenido de fibra pueden ser especialmente importantes porque reducen la inflamación y la resistencia a la insulina.

Reducir los AGEs

Los productos finales de glicación avanzada (AGEs, advanced glycation end products) se forman cuando la glucosa y la proteína se unen. Se han relacionado con el envejecimiento y las enfermedades degenerativas. Un estudio sugiere que la reducción de los AGE disminuirá los niveles de insulina, lo que a su vez, puede ayudar con la fertilidad. Los alimentos procesados y la carne que ha sido cocinada a fuego alto son altos en AGEs. Cocinar los alimentos a menor temperatura y con humedad puede reducirlos. Guisar, escalfar, hervir y cocer al vapor son una mejor opción que rostizar o asar a la parrilla.

Aumentar la Vitamina D y el Calcio

La vitamina D y el calcio pueden ayudar a mejorar los síntomas del SOP. En un estudio, las mujeres infértiles con SOP que consumían mil miligramos de calcio al día, cien mil unidades internacionales de vitamina D durante seis meses y mil quinientos miligramos de metformina experimentaron mejorías en sus ciclos menstruales, IMC y otros síntomas asociados con el SOP.

Los alimentos ricos en vitamina D incluyen el salmón, las sardinas, el arenque, el aceite de hígado de bacalao, el atún, las ostras, los camarones, las yemas de huevo, los hongos y los alimentos fortificados (como la leche de vaca con vitamina D, la leche de soya, el jugo de naranja, el cereal y la avena).

Los alimentos ricos en calcio incluyen productos lácteos, semillas, sardinas, salmón, algunas verduras de hoja verde (espinaca, repollo y col), legumbres, frijoles, almendras, alimentos y bebidas fortificados, tofu y edamame.

Magnesio

El magnesio es otro suplemento que podría ayudarte con tus síntomas de SOP porque puede disminuir tu resistencia a la insulina.

El chocolate negro es una gran fuente de magnesio y manganeso, y tiene fibras prebióticas que ayudan a alimentar las bacterias sanas en tu intestino. El chocolate negro también tiene antioxidantes que ayudan a reducir el colesterol malo.

Los aguacates tienen un alto contenido de magnesio, fibra y buena grasa.

Las nueces tienen un alto contenido de magnesio, fibra y buena grasa. Los estudios indican que las nueces pueden mejorar el azúcar en la sangre y el colesterol para las personas que sufren de diabetes tipo 2. Las legumbres, el tofu, las semillas, los granos enteros, las hojas verdes, los plátanos y el pescado graso también tienen un alto contenido de magnesio, fibra y otros nutrientes importantes.

Cromo

Ha sido demostrado que el cromo disminuye los niveles de azúcar en la sangre y la resistencia a la insulina. Un estudio demostró que tomar doscientos miligramos de cromo cada día tenía el mismo efecto en la reducción de la resistencia a la insulina que tomar Metformina.

El cromo se encuentra en muchos alimentos, incluyendo vegetales, granos enteros, frutas, carne y productos lácteos.

Web MD afirma que es importante tener en cuenta que el cromo puede interferir con los medicamentos para la tiroides, por lo que si tomas medicamentos para dicha enfermedad, es esencial que hables con tu médico antes de añadir cualquier tipo de suplementos de cromo o un montón de alimentos ricos en cromo a tu dieta.

Omega 3

Los ácidos grasos omega-3 han demostrado una capacidad para reducir la testosterona y ayudar a las mujeres a reanudar sus ciclos menstruales normales. Como se indicó en el capítulo dos, las sardinas, el arenque, el salmón escóces y las ostras de criadero son buenas fuentes de ácidos grasos omega-3. El aceite de canola y de soya también contienen ácidos grasos. Las nueces, el tofu y las verduras de hoja verde también son una buena fuente de ácidos grasos omega-3. También puedes tomar suplementos de aceite de pescado, ya sea por sí solos o con vitamina D, lo que puede aumentar tus niveles de ácidos grasos.

Suplementos Nutricionales

Cuando la gente escucha la palabra "suplemento", tiende a pensar en los frascos de píldoras que se encuentran en el supermercado o en las tiendas de salud. Sin embargo, los suplementos también son alimentos que puedes agregar a tu dieta diaria. Existen varios suplementos nutricionales naturales que puedes usar para reducir o incluso revertir los síntomas de SOP.

1. Se ha demostrado que las semillas de lino disminuyen los niveles de andrógenos y de insulina. Comer alrededor de una cucharada y media de semillas de lino todos los días también puede ayudarte a perder peso y centímetros de tu cintura. Pueden añadirse a ensaladas, a batidos o convertirse en un bocadillo de mantequilla con semillas.

2. La canela puede reducir la resistencia a la insulina y aumentar la función ovárica. Incluso de media a una cucharadita entera de canela cada día puede tener un efecto positivo en tu salud.

3. Especialmente las nueces y las almendras, pueden aumentar la globulina fijadora de hormonas y disminuir los niveles de andrógenos producidos.

4. Los estudios indican que la berberina, que se encuentra en alimentos como la raíz de uva de Oregon, la goldenseal y la barberry, reduce la resistencia a la insulina tanto como la Metformina. También contribuye a una mayor reducción de grasa y peso. Según , quinientos miligramos de berberina deben tomarse dos o tres veces al día. El aceite de coco y el cardo lechoso pueden ayudar a tu cuerpo a digerir la berberina.

5. El vinagre de manzana también ayuda a reducir la resistencia a la insulina. Un estudio mostró que después de tomar una cucharada de vinagre al día, cuatro de siete mujeres comenzaron a ovular, seis mujeres tuvieron una reducción significativa en la resistencia a la insulina, y cinco mujeres redujeron el número de andrógenos que produjeron. El vinagre de manzana se puede utilizar en la cocina, salsas y ensaladas.

6. El zinc es un elemento que ayuda en la función de las hormonas, las enzimas y la inmunidad. En estudios, el zinc ha demostrado que disminuye el crecimiento del vello corporal. La dosis recomendada es de doscientos veinte miligramos de sulfato de zinc al día. Esta es una gran noticia si amas el chocolate negro porque el chocolate negro es una fuente de zinc. Desafortunadamente, también es un alimento rico en calorías. Otros alimentos ricos en zinc incluyen carne, mariscos, legumbres, semillas, nueces, productos lácteos, huevos y granos enteros.

7. Los estudios indican que agregar inositol en tu dieta puede aumentar tus ciclos menstruales, mejorar la resistencia a la insulina y disminuir la producción de hormonas masculinas.

Los alimentos que contienen inositol son huevos, carne, granos enteros, legumbres, repollo, nueces, semillas y muchas verduras. Según , tomar entre docecientos y veinticuatro mil miligramos de inositol al día puede ayudar a reducir significativamente los síntomas del SOP.

8. La vitamina B-9, también conocida como ácido fólico, es una adición esencial para las mujeres que desean quedar embarazadas. Me indica que las mujeres con un peso normal deben tomar cuatrocientos microgramos de ácido fólico al día, mientras que las mujeres con sobrepeso y obesas deben tomar cinco miligramos al día. La col, el repollo, el brócoli, la coliflor y los espárragos son buenas fuentes de ácido fólico.

9. De acuerdo con un estudio, las nueces pueden beneficiar a las mujeres que han sido diagnosticadas con SOP. Una mujer declaró que después de añadir nueces a su dieta, comenzó a tener períodos regulares, algo que nunca antes había experimentado. Su crecimiento de vello facial también disminuyó.

Ejercicio Moderado

Los expertos en salud sugieren que las mujeres que sufren del SOP deben participar en al menos treinta minutos de ejercicios de bajo a moderado diario. Puede ayudarte a disminuir tu peso y resistencia a la insulina. Esto puede aumentar tu fertilidad y ayudarte a lograr ciclos menstruales regulares. También puede ayudar a reducir las hormonas masculinas que tu cuerpo produce, lo que a su vez, puede ayudar a reducir la calvicie, el vello facial y el acné.

En un estudio, las mujeres con SOP participaron en el entrenamiento de resistencia tres veces a la semana durante cuatro semanas y, como resultado, perdieron peso y disminuyeron los niveles de andrógenos que producían.

Otro estudio mostró que el cincuenta y seis por ciento de las mujeres que no menstruaron comenzaron a menstruar después de hacer ejercicios aeróbicos durante doce semanas.

Una cosa a tener en cuenta es no exagerar. Demasiado ejercicio o perder demasiado peso también puede alterar tu equilibrio hormonal. Healthline recomienda yoga y pilates, pero como con cada tratamiento, debes hablar con tu médico antes de comenzar.

Estrés

El estrés es parte de la vida, pero reducir los niveles de estrés puede ayudar a mejorar los síntomas del SOP. Aquí hay algunas maneras de reducirlos:

• El ejercicio es la forma número uno de reducir el estrés según Healthline. Ejercitarse disminuye las hormonas del estrés. También te ayuda a dormir, lo cual es esencial para reducir el estrés y mejorar tu bienestar emocional. También puede promover la confianza, lo que a su vez reduce el estrés.

• Se ha comprobado que los suplementos como el té verde, los omega 3 y el toronjil se ha demostrado que disminuyen el estrés.

• Los aceites esenciales son conocidos por reducir la ansiedad y el estrés, especialmente la lavanda, el sándalo, naranja y el geranio, entre otros.

• La cafeína puede aumentar la ansiedad. Por lo tanto, una manera de disminuir la ansiedad y el estrés es disminuir la cantidad de cafeína que ingieres todos los días. La cafeína no sólo se encuentra en el café y los refrescos, sino también en el té, el chocolate y otros alimentos.

• Lleva un diario. Muchas personas se dan cuenta de que escribir sus preocupaciones les ayuda a manejarlas de manera más efectiva. Por el contrario, escribir todo por lo que estás agradecida en tu vida puede ayudarte a enfocarte en los aspectos positivos de la vida en lugar de los asuntos que te estresan.

• Los estudios indican que masticar chicle puede ayudar a reducir el estrés. Se cree que el chicle promueve el flujo sanguíneo al cerebro. Otra teoría es que el chicle crea las mismas ondas cerebrales que se encuentran en las personas que están relajadas.

• El apoyo social es otra manera importante de aliviar el estrés. Según Healthline, ser parte de un grupo social te da una sensación de bienestar y aumenta tu autoestima. Salir con amigos y familiares aumenta la cantidad de oxitocina liberada en el cerebro, que es una hormona que libera estrés y crea una sensación de bienestar. La oxitocina crea el efecto contrario de luchar o huir.

• La risa es la mejor medicina. No sólo ayuda a disminuir el estrés y aliviar la tensión muscular, sino que también puede aumentar tu inmunidad natural.

• Una forma difícil de aliviar el estrés es aprender a decir "no". Esto es especialmente cierto si tiendes a tomar más actividades o trabajos de los que puedes manejar y te sientes abrumada.

10. Evitar la procastinación puede reducir el estrés. En primer lugar, tienes los elementos de tu lista de cosas por hacer que pesan mucho en tu mente. En segundo lugar, te quedas atascada en el último minuto tratando de conseguir que todo se cumpla. Para manejar este hábito, crea una lista de cosas por hacer basada en prioridades e incluye plazos razonables. Entonces trabaja en tu camino a lo largo de la lista. Programa horas específicas para realizar tareas específicas.

11. Practica el prestar atención, que es enfocarse en el momento presente. Reconoce tus pensamientos negativos y luego regresa tu atención al aquí y ahora. Estudios demuestran que la atención plena puede aumentar la autoestima, lo que reduce el estrés, la ansiedad y la depresión.

12. Acurrucarse, abrazos y otros contactos físicos aumentan la oxitocina y disminuyen el cortisol, una hormona producida por las glándulas suprarrenales.

13. Se ha comprobado que la música alivia el estrés. La música suave y relajante disminuye la presión arterial, la frecuencia cardíaca y las hormonas del es-

trés. Escuchar los sonidos de la naturaleza puede tener un efecto similar.

14. Los ejercicios de respiración, como se explica en el capítulo dos, pueden ayudar a reducir el estrés. Estos ejercicios te ayudan a concentrarte en tu técnica de respiración y no en los pensamientos negativos que te están causando estrés o ansiedad.

15. Se ha demostrado que las mascotas reducen en gran medida el estrés. Pasar tiempo con tu mascota puede hacer que tu cerebro libere oxitocina. Además, según Healthline, las mascotas ayudan a mantenerte activa, te dan un propósito y te brindan compañía, todo lo cual reduce el estrés y la ansiedad.

Dormir

Dormir bien durante la noche le da a tu cuerpo la oportunidad de rejuvenecerse y alivia el estrés y la ansiedad. Sin embargo, las investigaciones indican que las mujeres que sufren de SOP tienen el doble de probabilidades de sufrir de sueño interrumpido o insomnio que otras mujeres. En el capítulo dos hay varias sugerencias que pueden ayudarte a mejorar tu sueño.

Meditación

La meditación es un método muy popular utilizado para disminuir el estrés y los niveles de ansiedad. Reduce los niveles de cortisol y la resistencia a la insulina. Meditar media hora antes de acostarse puede ayudar a mejorar tu sueño mientras reduce el efecto de los pensamientos estresantes.

Medicamentos

Los médicos pueden recetar una píldora anticonceptiva o una combinación de píldoras anticonceptivas que pueden aumentar el estrógeno y la progestina mientras disminuyen los andrógenos. Algunos de estos anticonceptivos pueden ayudar a retardar la calvicie y el crecimiento del cabello también.

Si estás tratando de quedar embarazada, el médico puede prescribirte una terapia de progestina, la cual puede ayudarte a proteger del cáncer endometrial.

También hay medicamentos que los médicos pueden recetar para ayudarte a ovular si estás tratando de quedar embarazada. Además, se puede prescribir metformina para reducir la resistencia y niveles de la insulina. Esto no sólo puede aumentar tu fertilidad, sino que también puede ayudar a prevenir que la prediabetes se convierta en diabetes tipo 2.

Soluciones Cosméticas

Acné

Contrariamente a la creencia popular, el acné no es un problema que sólo afecta a los adolescentes. Las mujeres que sufren del SOP a menudo sufren de acné. Sin embargo, Kristeen Cherney ha escrito un artículo en Healthline que describe varias maneras en que puedes tratar este problema.

Debido a que este acné es causado por un exceso de andrógenos, los anticonceptivos o antiandrógenos que reducen los niveles de hormonas masculinas que produces pueden ser recetados para ti.

Algunas personas culpan de un exceso de acné a los alimentos y dicen que la comida chatarra, como el chocolate y las papas fritas, puede causarlo. Sin embargo, Cherney afirma que no hay evidencia de una relación directa. Sin embargo, algunos alimentos pueden causar un aumento de la inflamación en el cuerpo. La carne roja, las papas blancas, el pan blanco y los postres azucarados son algunos ejemplos de estos alimentos. Por otro lado, hay muchos alimentos que pueden disminuir la inflamación, como las nueces, los tomates, las espinacas, la col, las almendras, el aceite de oliva, las bayas, el salmón y la cúrcuma.

Los suplementos antiinflamatorios como el zinc, las vitaminas A y C, el ajo, el cobre y la bromelina también pueden ser beneficiosos.

Cherney recomienda lavarse el rostro dos veces al día para reducir la acumulación de grasa. Después de lavarse el rostro, debe usar una crema hidratante sin aceite. También debes usar únicamente maquillaje no comedogénico. Resiste la tentación de reventar, picar o rasguñar las espinillas que aparecen, ya que esto puede causar cicatrices.

Vello Excesivo

Cada vez más mujeres están abrazando su vello facial y otro vello corporal como una parte más de lo que son.

A Harnaam Kaur le diagnosticaron SOP cuando tenía doce años. Después de probar varios remedios, como la cera y el afeitado, decidió que se dejaría crecer el vello a la edad de dieciséis años. Fue capaz de dejarse crecer la barba. Hoy en día, es una modelo y una defensora de la confianza del cuerpo. Harnaam tiene buenos consejos para cualquier mujer que tenga problemas con el SOP: "Una de cada cinco mujeres tiene ovarios poliquísticos y muchas de ellas se acercan a mí para decirme cómo contrarrestar el acoso y cómo aceptarse a sí mismas. Quiero que digan: "Bueno, Harnaam está en la pasarela, ¿por qué no yo?" Una vez se rieron de las mujeres barbudas, quiero romper el molde".

Ella no es la única mujer que se abraza y ama a sí misma sin importar si tiene o no vello facial. Alma Torres notó que tenía vello facial y cervical cuando tenía entre nueve y diez años. Continuó creciendo, y recuerda haber tenido que afeitarse las patillas gruesas y oscuras para su baile de graduación de octavo grado. Comenzó a afeitarse el rostro diariamente hasta que un día dejó de hacerlo. Alma dice que está contenta de haber dejado de afeitarse porque su barba ha aumentado su confianza. Dice a *Allure Magazine*: "Me enamoré de lo que no podía cambiar de mí misma. Me quiero a mí misma un poco más de lo que me quería antes, y está bien ser diferente de los demás. Nacimos para destacar. Cambia para nadie, más que para ti mismo".

Hay muchas otras mujeres que comparten los sentimientos de Alma y Harnaam. Annalisa Hackleman decidió seguir un camino similar de amor propio. Después de años de hacer de todo: afeitarse cuatro veces al día, depilarse con hilo, depilarse con cera, tratamientos con láser, sin solución, estaba teniendo colapsos. Su marido la animó a que le diera un descanso a su rostro. Ahora se abraza a su barba y a lo que es. Le dice a *Allure*: "Lo más importante que quiero que la gente se lleve de mi historia es que puedes darte poder a ti misma, no tienes que ser esclava de algo que odias. Si odias el vello, quítatelo o dale la vuelta y aprende a amarlo. Sea lo que sea que elijas hacer, recuerda que otras personas no pueden decidir qué es lo correcto para ti. No necesitas la aprobación de nadie para tu cuerpo".

Estas tres mujeres, y muchas otras quienes sufren del SOP y crecimiento excesivo de vello, ofrecen el mismo mensaje: Sé fiel a ti misma. No te preocupes por lo que los demás piensen o digan. Haz lo que sea mejor para ti y sólo para ti.

Si no estás lista para dejar que tu vello crezca, hay algunas otras soluciones que puedes usar para lidiar con el crecimiento excesivo causado por el SOP.

Depilación Con Cera

De acuerdo con la enfermera certificada, Nicole Galan, la depilación con cera es el método preferido de depilación por las mujeres que sufren del SOP, especialmente cuando se trata de ese vello facial molesto. Galan dice que a la mayoría de las mujeres les gusta porque es fácil y accesible. Sin embargo, hay algunos efectos secundarios de la depilación con cera.

1. El dolor resultante de la depilación con cera puede variar, dependiendo de la persona. Galan afirma que una manera en que puedes ayudar a reducir el malestar es tomar Tylenol o Advil aproximadamente una hora antes de comenzar. Luego, puedes tratar de aplicar hielo en el área después del tratamiento.

Galan recomienda recortar o afeitar los vellos más largos antes de la depilación para ayudar a que la cera los agarre más fácilmente. También te recomienda que investigues y obtengas referencias para asegurarte de que vas a ir a un salón que tenga las habilidades y la experiencia para minimizar el dolor. Siempre hay depiladores que se especializan en trabajar con mujeres que tienen SOP.

1. Si tienes piel sensible o si es la primera vez que te depilas con cera, es posible que se te formen protuberancias rojas en la piel. Galan afirma que las

protuberancias generalmente sólo duran uno o dos días y que disminuirán con cada depilación.

Exfoliar suavemente para eliminar los residuos y la suciedad puede ayudar a evitar que aparezcan las protuberancias rojas. Aplicar una compresa tibia en el área que se va a depilar también puede ayudar, ya que abre los poros. Esto ayuda a que el vello salga más fácilmente y hace que la depilación sea menos dolorosa. El uso de una crema de hidrocortisona puede aliviar la irritación.

1. Las infecciones no son un efecto secundario normal de la depilación con cera. Sin embargo, pueden ocurrir si el salón no cambia la cera entre los clientes. Es importante que veas a un médico si experimentas hinchazón, ardor, picazón o dolor. Es posible que tengas que usar una crema antibacteriana o tomar un antibiótico oral.

2. La decoloración de la piel puede ocurrir si las áreas depiladas se exponen al sol poco después de la depilación. Podrías ser especialmente propensa a los efectos del sol si estás tomando píldoras anticonceptivas o algunos antibióticos. Es importante que siempre uses protector solar en las zonas depiladas. Si experimentas decoloración, puedes cubrirla con corrector u otro maquillaje. También podrías considerar una opción diferente de depilación si el problema continúa.

3. Es posible que experimentes vello encarnado después

de la depilación con cera. Galan dice que los vellos encarnados ocurren cuando el vello se rasga o se corta en lugar de eliminarse. El vello se enrolla en la piel. Exfoliar antes de la depilación puede ayudar a prevenir el vello encarnado, ya que elimina la piel muerta y mantiene el vello apuntando en la dirección correcta.

4. La piel desgarrada, arañada y con moretones es otro efecto secundario potencial de la depilación. Las personas que están tomando ciertos medicamentos, incluyendo reemplazos hormonales y anticonceptivos, pueden tener piel extra sensible y deben consultar con su médico antes de depilarse con cera.

Electrólisis

La electrólisis es otra forma en que las mujeres con SOP eligen deshacerse del vello corporal, especialmente del vello facial. Pueden elegir este método porque es una forma permanente de deshacerse del vello no deseado. Es el único método aprobado por la FDA (Administración de Alimentos y Medicamentos) para eliminarlo permanentemente.

Con este remedio, el técnico insertará una aguja en el folículo piloso y luego aplicará una pequeña cantidad de electricidad para matar el folículo. Las pinzas se utilizan para eliminar el vello. Debido a que tu vello crece en tres fases, necesitarás múltiples tratamientos.

Antes de ir a visitar a la esteticista, debes evitar la luz solar durante un mínimo de dos o tres días antes de tu cita. Tampoco debes depilarte ni depilarte con cera el mayor tiempo posible antes de la cita. Además, debes evitar tomar cafeína o alcohol antes de tu visita.

Después de tu cita, debes evitar la luz del sol durante un par de días. Tu esteticista también puede aconsejarte que no te laves el rostro ni utilices maquillaje durante un período de tiempo específico después del tratamiento. También puedes recibir un antibiótico o una crema de hidrocortisona para usar en el área para ayudar a prevenir la infección.

Sin embargo, hay algunas consideraciones que debes tener en cuenta antes de ir a la oficina del técnico.

1. Galan dice que debido a que la tolerancia al dolor de cada persona es diferente, la electrólisis puede ser dolorosa para algunas y sólo ligeramente molesta para otras. La molestia proviene de la inserción repetida de la aguja en los folículos, lo que Galan describe como una ligera sensación de escozor.

Puedes tomar Tylenol o Advil antes de tu cita para ayudar con el malestar. Existen algunas cremas y aerosoles tópicos que pueden usarse para adormecer la piel antes del proceso, aunque debes consultar con tu esteticista antes de aplicarlos.

1. La electrólisis puede ser costosa, costando desde varios cientos de dólares hasta más de mil dólares. Sin embargo, los tratamientos se extienden a lo largo del tiempo, y muchos médicos tienen una política de "pago sobre la marcha".
2. Asegúrate de elegir un esteticista autorizado para

realizar la electrólisis. También, de revisar las referencias del técnico.

Eliminación con Láser

Otra forma de depilar el vello facial es a través de la depilación láser, aunque no ha sido aprobada por la FDA. Este método implica un rayo de luz intenso y caliente que se enfoca en los folículos pilosos para destruirlos. Al igual que la electrólisis, esta técnica puede durar varias sesiones.

Es muy importante asegurarte de que el esteticista que realiza la depilación láser tenga licencia y experiencia. Verifica las referencias y testimonios de clientes anteriores antes de comprometerse con un técnico.

Al igual que la depilación con cera y la electrólisis, hay cuestiones importantes que debes considerar antes de recibir este tratamiento.

1. Aunque es ampliamente considerado como una solución permanente para tratar el vello facial, algunas mujeres con SOP han encontrado que es totalmente ineficaz. Annalisa Hackleman, que ahora luce una barba completa, informó que los tratamientos con láser no funcionaron en absoluto para ella.

2. La tolerancia al dolor de cada mujer es diferente. Galan dice que la mayoría de las personas describen la sensación como similar a la de tener una banda elástica golpeando contra la piel repetidamente.

El lado positivo de esto es que las sesiones de tratamiento con láser son cortas y pueden completarse muy rápidamente, por lo que la mayoría de las mujeres encuentran la incomodidad tolerable. También puedes tomar analgésicos como Tylenol o Advil aproximadamente una hora antes de tu tratamiento para minimizar el dolor. El técnico también puede permitirte aplicar un anestésico tópico antes del tratamiento.

3. Los tratamientos con láser pueden ser costosos. Afortunadamente, como se necesitan varias sesiones para ver los resultados, la mayoría de las clínicas te permiten pagar sobre la marcha.

Arrancar/ Depilación con Pinzas

Arrancar o la depilación con pinzas son métodos que se utilizan mejor en áreas más pequeñas con menos vello. El dolor es mínimo y la mayoría de las personas no experimentan ninguna molestia. Sin embargo, la eliminación de mechas de vello puede ser un poco monótona, lenta y molesta.

Depilación con Hilo

La depilación con hilo es una técnica antigua utilizada por las mujeres indias y centroasiáticas. El hilo de coser regular se envuelve alrededor de varios vellos a la vez y luego se tira para quitarlo. Como cualquier proceso en el que el vello es arrancado de los folículos, puede ser incómodo. Sin embargo, la mayoría de las mujeres dicen que no es tan malo como la depilación con cera. Witch Hazel puede aliviar cualquier enrojecimiento, picazón y dolor después de este procedimiento.

Afeitarse

El afeitado es el antiguo modo de espera para muchas mujeres y causa la menor cantidad de dolor de todas las técnicas de depilación. Sin embargo, tienes que afeitarte a menudo porque la hoja simplemente corta el vello a nivel de la piel, en lugar de eliminarlo completamente.

Usa navajas de afeitar nuevas con cuchillas afiladas para evitar cortarte. La crema de afeitar puede ayudar a prevenir la irritación y las protuberancias rojas, al igual que los humectantes.

Sugaring (Depilación con Ázucar o Persa)

Algunas mujeres usan un método llamado sugaring para deshacerse de su vello facial no deseado. La idea detrás del sugaring es muy similar a la depilación con cera. Una solución de azúcar puede ser hecha de artículos que se encuentran comúnmente en tu despensa de alimentos, tales como azúcar, vinagre, jugo de limón, miel, etc.

El sugaring puede ser incómodo ya que quitarse el vello facial nunca es divertido. Sin embargo, en comparación con la depilación con cera, puede ser un poco más fácil de soportar porque es menos probable que desgarres o arañes tu piel. Sin embargo, algunas mujeres dicen que puede ser más incómodo que la depilación con cera, dependiendo de la temperatura de la solución de azúcar.

Medicamentos

Hay algunos medicamentos que puedes tomar que podrían ayudarte con el crecimiento excesivo de vello. Galan afirma que dos de estos medicamentos, Vaniqa y Flutamida, están diseñados para ayudar a corregir los desequilibrios hormonales que causan el crecimiento excesivo del vello. Algunos de estos medicamentos son orales, mientras que otros vienen en forma de una crema que se puede aplicar en el área afectada.

Depilatorios

Hay cremas y lociones que están diseñadas para eliminar el vello. Galan dice que la mayoría de estos productos, aunque picantes, no son dolorosos. Sin embargo, algunas mujeres han reportado sentir una ligera sensación de escozor o ardor después de la aplicación.

Si usas una de estas cremas y sientes dolor, debes lavarte inmediatamente. Si el dolor no desaparece rápidamente, entonces debes llamar a un médico. Galan dice que el dolor puede ser un signo de tener una mala reacción a uno de los ingredientes del producto.

Otro posible problema negativo con los depilatorios químicos es que pueden causar quemaduras químicas en el rostro. Es muy importante que sigas las instrucciones explícitamente cuando utilices este tipo de productos.

Adelgazamiento o Calvicie

El SOP puede causar adelgazamiento del cabello o calvicie de patrón masculino. Longhurst escribe en su artículo de Healthline que el cabello que pierdes debido al SOP no volverá a crecer por sí solo. Sin embargo, hay maneras de promover el crecimiento de nuevo, o de tratar el adelgazamiento del cabello y los parches de calvicie.

Terapia Hormonal

La terapia hormonal puede ayudar a detener la caída del cabello e incluso puede promover el crecimiento de nuevo. La terapia hormonal equilibra la producción de hormonas y reduce los andrógenos producidos por el cuerpo. Por lo general, esto se realiza en forma de control de la natalidad.

Rogaine

Rogaine es el único medicamento de venta libre que se puede usar para tratar el adelgazamiento del cabello. Se aplica directamente en las zonas aclaradas. Un problema con Rogaine es que una vez que dejes de usarlo, tu cabello comenzará a adelgazar de nuevo.

Otros Medicamentos

Existen otros medicamentos que los médicos pueden recetar para ayudar a disminuir los niveles de testosterona. Galan enfatiza que no ha habido muchos estudios científicos sobre el uso de estos medicamentos para tratar el adelgazamiento y la pérdida de cabello.

1. La espironolactona es un diurético pero también se utiliza para tratar la pérdida de cabello. A menudo se prescribe junto con anticonceptivos. Puede ser usado al mismo tiempo que estás usando Rogaine.

2. La finasterida es un medicamento que normalmente se receta a los hombres para prevenir el crecimiento de la próstata. Este medicamento ayuda a tratar la calvicie y el adelgazamiento del cabello al prevenir que la testosterona se ligue a los folículos pilosos. Es esencial que el control de la natalidad se use al mismo tiempo porque este medicamento puede tener un efecto negativo en tu embarazo.

3. La flutamida también previene que la testosterona se una a los folículos pilosos. No se puede tomar durante el embarazo o la lactancia. De hecho, Galan advierte que este medicamento no se usa muy a menudo en los Estados Unidos porque es muy tóxico.

Microinjerto Capilar

Algunas mujeres optan por un procedimiento médico en el que el cabello y los folículos pilosos se eliminan de una zona del cuerpo que tiene mucho y se trasplantan a las zonas del cuero cabelludo en las que el cabello se está debilitando. Por lo general, esto requiere que se completen varios procedimientos. Desafortunadamente, los trasplantes no siempre son exitosos, incluso después de varios procedimientos.

El otro problema con este procedimiento es que puede resultar muy costoso. Los trasplantes de cabello pueden costar hasta quince mil dólares en algunos casos.

Zinc

Longhurst afirma que hay estudios que indican que el zinc puede ayudar con el adelgazamiento y la calvicie. Un estudio mostró que tomar cincuenta miligramos de zinc elemental cada día durante ocho semanas tuvo un efecto positivo en las participantes. El mismo estudio también mostró que tomar suplementos de zinc ayudó a reducir el crecimiento excesivo de vello.

Biotina

La biotina es otro suplemento que la gente usa para tratar el adelgazamiento del cabello. Longhurst afirma que no hay estudios que demuestren que la biotina sea efectiva para las mujeres que sufren del SOP. Sin embargo, sí dice que un estudio completado en 2015 mostró que la biotina tomada en un suplemento marino ayudó a algunas mujeres con SOP, aunque no fueron proporcionadas estadísticas exactas.

Haciéndolo Menos Obvio

Hay maneras en las que puedes hacer que el adelgazamiento del cabello y el patrón de calvicie androgénica sean menos notorios. Si tu parte se está ensanchando, podrías considerar separar tu cabello en un lugar diferente. Longhurst sugiere, como una opción, obtener flequillo que comience más arriba en el cuero cabelludo. Otra opción es usar polvo para cubrir las raíces, que es impermeable y viene en una variedad de colores y tonos.

Una peluca parcial, o caída de peluca, puede cubrir las partes de tu cabeza donde estás experimentando adelgazamiento. Estas pueden ser usadas sin clips o pegamento que puedan dañar tu cabello. Los productos voluminizantes pueden ser usados para hacer que tu cabello luzca más lleno. Un peinado corto, con cabello en capas, también puede ayudar a añadir volumen y plenitud.

Los parches de calvicie también se pueden enmascarar. Longhurst sugiere usar una cola de caballo o un moño en la parte superior para no mantener el cabello en su lugar sobre los puntos calvos. También puedes usar una cinta para el cabello o una bufanda para cubrir los puntos calvos.

Resultado Final

Tienes que sentirte cómoda contigo misma. Como dijo Annalisa Hackleman, tienes que hacer lo que es correcto para ti. No tienes que tener la aprobación de nadie más sobre ti o tu cuerpo.

Reducir los Síntomas del SOP

Hay muchas maneras de reducir los síntomas del SOP. Algunas soluciones son más eficaces que otras. Sin embargo, hay muchos estudios que muestran que un diagnóstico del SOP no es una fatalidad. Es tratable.

Resumen del Capítulo

- Hay muchas maneras de revertir y reducir los síntomas del SOP.

- Los cambios en el estilo de vida, incluyendo el ejercicio, la dieta y el sueño, pueden reducir la resistencia a la insulina y resistir el número de andrógenos producidos por el cuerpo.

● Los cambios en el estilo de vida y los medicamentos pueden ayudar a aumentar la fertilidad de las mujeres que sufren del SOP.

En el siguiente capítulo, aprenderás sobre la relación de la insulina con el SOP.

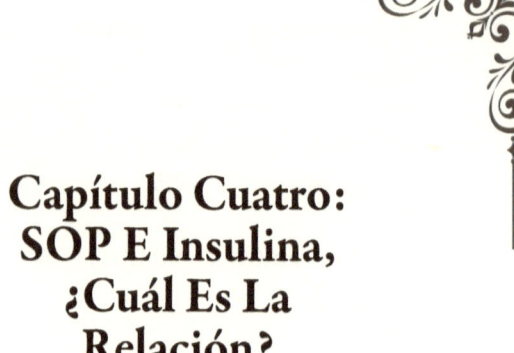

Capítulo Cuatro:
SOP E Insulina,
¿Cuál Es La
Relación?

Piensa en la insulina como lo harías con un pastel de chocolate. Tienes que conseguir lo suficiente para estar satis-
fecha. Si recibes una porción demasiado pequeña, entonces todo tu cuerpo queda queriendo más, y eso es todo en lo que
puedes pensar, sólo un poquito más, por favor. Si te comes una
rebanada demasiado grande, entonces te enfermas. Te duele el
estómago, la cabeza y sólo quieres acurrucarte en una bola y que
te dejen en paz. Obtienes la cantidad perfecta, y todo está bien
con el mundo.

Desafortunadamente, mientras que los efectos del pastel de
chocolate son a corto plazo, los efectos de recibir demasiada o
muy poca insulina no lo son.

El trabajo de la insulina es descomponer los alimentos que
comes, como ese delicioso pastel de chocolate o una increíble
cena de carne, en azúcares simples o glucosa, para que puedan
ser utilizados como energía. La insulina mueve los azúcares
dentro de las diferentes células del cuerpo, de modo que las

células tengan energía. También estimula el hígado y los músculos para que absorban la glucosa.

La insulina, una hormona producida en el páncreas, aumenta inmediatamente después de comer, hace su trabajo y luego disminuye. Sin embargo, si tu cuerpo no produce suficiente insulina, entonces terminas con un alto nivel de azúcar en la sangre. Cuando tu cuerpo no utiliza la insulina adecuadamente, como en el caso de la resistencia a la insulina, aparecen una gran cantidad de nuevos problemas, como el SOP y la diabetes tipo 2.

La resistencia a la insulina ocurre cuando tu cuerpo tiene que tener niveles de insulina más altos de lo normal para lidiar con los niveles de glucosa. Luego, incluso después de que los niveles de glucosa regresan a la normalidad, los de insulina son altos, lo que indica que el páncreas tuvo que crear cantidades de insulina más altas de lo normal para procesar los azúcares. Existen diferentes causas de la resistencia a la insulina, incluyendo el sobrepeso y la genética.

Según la Dra. Lara Briden, la mayoría de las mujeres con SOP son resistentes a la insulina o tienen altos niveles de insulina. Afirma que la resistencia a la insulina no es sólo un síntoma del SOP y un factor que contribuye al SOP. Una de las maneras de diagnosticar el SOP es medir la cantidad de insulina en la sangre.

La Dra. Briden señala que aunque el SOP afecta los ovarios, no es una enfermedad sólo de los ovarios. De hecho, es una enfermedad que afecta a todo el sistema endocrino y metabólico y está relacionada con la resistencia a la insulina.

Efectos de la Resistencia a la Insulina

Los estudios indican que la resistencia a la insulina contribuye al SOP. Según la Dra. Briden, entre el setenta y el noventa y cinco por ciento de las mujeres obesas que sufren del SOP también son resistentes a la insulina. Del treinta al setenta y cinco por ciento de las mujeres delgadas que sufren del SOP también son resistentes a la insulina.

La resistencia a la insulina puede debilitar la ovulación, lo que a su vez disminuye la fertilidad. También disminuye los ciclos menstruales, resultando en una acumulación de líquido endometrial en el útero. Esto puede causar cáncer endometrial.

Hay varios síntomas causados por la resistencia a la insulina. Un síntoma es la presencia de manchas oscuras y gruesas en el cuello, debajo de los brazos y en el área de la ingle. La resistencia a la insulina puede hacer que los ovarios produzcan andrógenos excesivos, como la testosterona, en mujeres que sufren del SOP. La producción adicional de andrógenos puede resultar en acné excesivo, crecimiento excesivo de vello facial, pecho y otras áreas del cuerpo, así como adelgazamiento del cabello y calvicie de patrón masculino.

Además, la resistencia a la insulina puede provocar diabetes tipo 2 y aumento de peso.

Disminución de la Resistencia a la Insulina

La buena noticia es que hay maneras de lidiar con la resistencia a la insulina. La resistencia a la insulina y los niveles de azúcar en la sangre pueden disminuir, lo que a su vez, puede disminuir los síntomas del SOP.

La dieta es una herramienta importante que puedes utilizar para controlar tus niveles de insulina. Comer alimentos que son más bajos en almidones y azúcares, pero que son más altos en fibra, puede naturalmente reducir tus niveles de azúcar en la sangre y de insulina. Además, debes evitar los alimentos que tienen una alta cantidad de carbohidratos refinados.

La cantidad de fructosa que consumes puede hacer una diferencia en tu sensibilidad a la insulina. Cantidades más bajas de fructosa, como las que se encuentran en la fruta, pueden mejorar la sensibilidad a la insulina. Sin embargo, cantidades más altas de fructosa de refrescos, jugos de frutas y postres pueden dañar la sensibilidad a la insulina.

El ejercicio es otra manera de reducir los niveles de insulina y de azúcar en la sangre. Como se mencionó, cualquier cantidad de ejercicio puede ayudar a reducir los niveles de insulina y mejorar los síntomas del SOP, aunque Healthline recomienda un mínimo de treinta a sesenta minutos de ejercicio al día. La Dra. Briden recomienda ejercicios aeróbicos y entrenamiento de resistencia.

También se utilizan medicamentos para controlar los niveles de insulina. La metformina, uno de los principales medicamentos utilizados para controlar la glucosa en la sangre, te hace más sensible a la insulina y disminuye la cantidad de glucosa liberada por el hígado. Los estudios han demostrado que la Metformina, combinada con una dieta saludable y ejercicio, ayuda a reducir el riesgo de desarrollar diabetes tipo 2. Además, ayuda a las mujeres que tienen SOP a perder peso y mantenerlo. La metformina también ayuda a reducir el colesterol.

Suplementos

Los suplementos pueden tomarse en forma de pastillas o en polvo de una botella o a través de productos alimenticios. Mientras que la forma de la botella puede ser conveniente y asegura que estás recibiendo una cantidad específica, hay muchos productos alimenticios que proporcionan varias de las diferentes vitaminas y minerales que necesitas a la vez.

Existen muchos suplementos que pueden ayudar a aumentar la sensibilidad a la insulina. Muchos de estos suplementos fueron discutidos en el capítulo tres, ya que también ayudan a tratar o revertir muchos de los síntomas del SOP. Estos suplementos incluyen inositol, cromo, canela, zinc, berberina y una combinación de vitamina D y calcio. Hay suplementos adicionales que también puedes agregar a tu dieta.

1. El aceite de hígado de bacalao tiene vitaminas A y D, y ácidos grasos omega 3. Tomar este suplemento puede ayudar a regular tu ciclo menstrual y reducir la grasa alrededor de tu cintura.

2. El aceite de onagra puede ayudar a reducir el dolor asociado con la menstruación y también puede ayudar a regular los ciclos menstruales.

3. La cúrcuma es otro suplemento que puede disminuir la resistencia a la insulina y reducir la inflamación.

Reducción de los Niveles de Andrógenos
Aunque reducir la resistencia a la insulina puede ayudar a disminuir los niveles de andrógenos creados por los ovarios, existen otros suplementos que también pueden equilibrar los niveles de las hormonas masculinas en el cuerpo.

1. La raíz de Maca se ha utilizado para aumentar la fertilidad. También puede ser utilizada para dis-

minuir el cortisol y equilibrar los niveles hormonales. Además, la raíz de maca puede ayudar a reducir la depresión.

2. La raíz india, también conocida como ashwagandha, puede ayudar a equilibrar los niveles de cortisol, lo que ayuda a reducir el estrés y la depresión y también puede ayudar a mejorar los síntomas del SOP.

3. La albahaca morada, o tulsi, reduce los niveles de cortisol y de azúcar en la sangre y ayuda a prevenir el aumento de peso.

4. La raíz de regaliz puede ayudar a reducir la inflamación. También puede ser capaz de equilibrar las hormonas y metabolizar el azúcar.

Probióticos

Los probióticos son bacterias vivas y levaduras. Consideradas como bacterias "buenas", ayudan a mantener tu intestino sano. Se encuentran en muchos alimentos tales como el yogur, el kéfir, el chucrut, el kimchi, el miso, los pepinillos y el suero de leche.

Un estudio, reportado por la Asociación Americana de Diabetes, encontró que tomar probióticos puede tener un impacto significativo en los síntomas del SOP. Los investigadores examinaron a setenta y ocho mujeres con SOP. Los investigadores trataron a algunas de las mujeres con Metformina y a otras con probióticos durante tres semanas. Ambos grupos de mujeres mejoraron sus ciclos menstruales y experimentaron una disminución en la resistencia a la insulina y en la producción de andrógenos.

Por lo tanto, al dirigirse a las bacterias en el intestino, las mujeres con SOP fueron capaces de tratar sus síntomas aumentando los probióticos en su dieta.

Resumen del Capítulo

- La resistencia a la insulina contribuye significativamente al SOP.

- La resistencia a la insulina hace que los ovarios produzcan hormonas masculinas, lo que causa crecimiento excesivo del vello, calvicie de patrón masculino y acné excesivo.

- La resistencia a la insulina contribuye a la infertilidad.

- Hay muchos alimentos y suplementos naturales que puedes tomar que pueden ayudar a disminuir tu resistencia a la insulina y a revertir muchos de los síntomas del SOP.

- Un estudio indicó que los probióticos y la metformina pueden producir resultados similares al tratar la resistencia a la insulina.

En el siguiente capítulo, aprenderás si los anticonceptivos pueden ayudar con los problemas de fertilidad y reducir o revertir los síntomas del SOP.

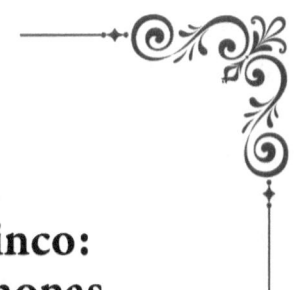

Capítulo Cinco:
SOP y Hormonas

El consorcio que se mencionó en el capítulo uno recomendó que las píldoras anticonceptivas sean el primer medicamento utilizado para ayudar a regular tu ciclo menstrual y ayudar a controlar los niveles de hormonas masculinas y femeninas.

Es muy importante trabajar con tu médico para encontrar la solución adecuada para ti. Volviendo al artículo de Lusinski, encontramos a una mujer con SOP llamada Andrea que experimentó sangrado abundante durante tres meses seguidos. Cuando le dijo a su médico sobre el sangrado, sus preocupaciones fueron desestimadas y le dijeron que el sangrado abundante era un síntoma típico del síndrome poliquístico de ovario. Luego fue a la sala de emergencias donde le informaron que había perdido tanta sangre que casi estaba a punto de necesitar una transfusión. Lamentablemente, las luchas de Andrea con médicos mal informados no terminaron ahí. Le dijo a otro médico que no le gustaba el anticonceptivo que tomaba porque la deprimía, le daba ganas de suicidarse y la ponía ansiosa. Se le dijo que tendría que seguir tomando la píldora anticonceptiva que estaba tomando o sangrar hasta que su cuerpo decidiera dejar de hacerlo. Por supuesto, ninguna de estas opciones fue útil para

Andrea. Una vez más, estaba tratando con un médico que no había considerado todas las otras opciones disponibles para las mujeres con SOP. Después de muchas búsquedas, Andrea finalmente fue capaz de tomar una píldora anticonceptiva que no sólo controla su sangrado, sino que tampoco causa ansiedad, depresión y pensamientos suicidas. Si su médico original hubiera estado más informado sobre las opciones de tratamiento para el SOP, se habría librado de esta lucha.

Anticonceptivo Combinado

A las mujeres con SOP a menudo se les prescribe un método anticonceptivo combinado, que es un método que tiene dos hormonas: Estrógeno y progesterona. El propósito de la anticoncepción combinada es aumentar los niveles de estrógeno que producen tus ovarios mientras reduce la cantidad de andrógenos producidos.

Con frecuencia se usa un método anticonceptivo combinado porque trata muchos de los síntomas relacionados con el SOP. Las mujeres que toman anticonceptivos combinados pueden comenzar a ovular más regularmente. Esto conduce a períodos más ligeros y regulares. Debido a que el revestimiento endometrial del útero se desprende con mayor frecuencia, las mujeres tienden a tener menos calambres y a tener una menor probabilidad de desarrollar cáncer endometrial y quistes ováricos. Debido a que la combinación de anticonceptivos reduce la cantidad de andrógenos producidos, probablemente tendrás una piel más clara, menos vello facial, calvicie y adelgazamiento del cabello.

Riesgos de los Tratamientos de Combinación de Anticonceptivos y Hormonas

Según Zawn Villines, que escribe para el Medical News Today, aunque la mayoría de las mujeres pueden tomar píldoras anticonceptivas con seguridad, existen algunos riesgos.

Los anticonceptivos pueden causar problemas con la resistencia a la insulina. Esto significa que las píldoras anticonceptivas crean un mayor riesgo de diabetes. Esto puede ser un problema significativo, ya que las mujeres con SOP ya corren un mayor riesgo de padecer diabetes.

Otro riesgo para la salud de las mujeres con SOP es que las píldoras anticonceptivas hormonales pueden crear un mayor riesgo de problemas cardiovasculares, incluyendo coágulos de sangre que se forman en las piernas. Las mujeres con SOP, especialmente las que tienen sobrepeso o son obesas, ya corren un mayor riesgo. Fumar aumenta aún más este riesgo.

Algunos estudios indican que los anticonceptivos hormonales pueden causar aumento de peso, aunque se necesita más investigación para confirmar esta declaración. Algunas mujeres que ya tienen sobrepeso o son obesas pueden ser reacias a tomar anticonceptivos hormonales porque temen un aumento de peso adicional.

Las mujeres que toman anticonceptivos combinados para tratar el SOP pueden enfrentar efectos secundarios adicionales. Pueden sufrir cambios de humor, dolor en los senos, dolores de cabeza, náuseas y sangrado irregular. Algunas mujeres también sufren de pérdida de peso.

Otras Opciones

Existen otros tratamientos hormonales para las mujeres con SOP además anticonceptivos combinados.

1. Las minipíldoras son píldoras que sólo contienen progestina. El aumento de progestina puede ayudar a regular los períodos menstruales y disminuir el riesgo de cáncer endometrial.

2. Los parches cutáneos, que contienen estrógeno y progestina, se pueden usar durante veintiún días. Se quita durante siete días y se pone uno nuevo. Los efectos son los mismos que si se tomara una píldora combinada oral diaria. Los usuarios también pueden experimentar irritación de la piel y presión arterial alta.

3. Un anillo vaginal es otra opción. Se inserta en la vagina durante veintiún días y luego se retira durante siete días durante el ciclo menstrual. Se inserta uno nuevo después del ciclo. El anillo puede ayudarte a ovular, regular tu ciclo menstrual y reducir la hinchazón, los calambres, el riesgo de cáncer endometrial y el crecimiento excesivo de vello corporal. Los efectos negativos son los mismos que los de las píldoras combinadas orales, con los posibles efectos secundarios adicionales del mareo y la fatiga.

4. Un dispositivo intrauterino (DIU) Mirena es otra opción para las mujeres que no están tratando de quedar embarazadas. Libera progestina. Aunque muchas mujeres descubren que los síntomas del SOP desaparecen después de usar el dispositivo sin problemas, algunas experimentan dolor abdominal crónico. Este es sólo otro ejemplo de cómo los

tratamientos afectan a las mujeres de manera diferente.

Metformina

Es un medicamento que se utiliza para tratar la diabetes y la resistencia a la insulina. Sin embargo, muchos médicos prescriben Metformina como una forma de ayudar a las mujeres a mantener su equilibrio hormonal. ¿La razón? La producción excesiva de andrógenos puede contribuir a la resistencia a la insulina.

Los resultados de este tratamiento también son variados. Algunas mujeres afirman que sus síntomas han mejorado. Sin embargo, hay otras que reportan que el medicamento simplemente los hizo sentir mareadas y con náuseas.

Dieta

La dieta puede jugar un papel importante en las hormonas que tu cuerpo produce. Dea, una embajadora Clue (defensora de las mujeres con SOP), declaró que le había dicho a sus médicos que no quería usar píldoras ni ningún otro tipo de medicamentos que utilizaran hormonas para regular sus períodos. En su lugar, eligió equilibrar sus hormonas a través de su dieta. Dea investigó cuidadosamente diferentes alimentos para ver cuáles causarían un desequilibrio hormonal. Aunque Dea dijo que no puede asegurar que su dieta sea lo que contribuyó a su recuperación, ya no sufre ninguno de los síntomas del SOP, excepto algunos quistes ováricos.

Entonces, ¿qué alimentos pueden causar un desequilibrio hormonal? Probablemente no te sorprendería saber que la mayoría de estos alimentos, si no todos, son comida chatarra.

1. El jarabe de maíz alto en fructosa te atrapará siempre. En lugar de comer jarabe de maíz con alto contenido de fructosa, trata de endulzar tus alimentos con arce, melaza y jarabe de maíz regular.

2. Los edulcorantes artificiales también pueden causar desequilibrios hormonales. No sólo eso, sino que hay varios estudios que indican que los edulcorantes artificiales aumentan tu apetito y motivación para comer. Dado que el azúcar también puede causar desequilibrios hormonales, Abbey Sharp, RD, recomienda que simplemente disminuyas la cantidad de edulcorante que usas en general.

3. Es mejor disminuir la cantidad de alcohol que consumes, o eliminarlo de tu dieta por completo.

4. Hay estudios que muestran una relación entre la cafeína y los cambios de estrógeno, así como cambios en el comportamiento hormonal. Por lo tanto, dejar esa taza de "combustible" por la mañana puede acercarte un paso más al equilibrio de tus hormonas. Los expertos sugieren tomar té verde si debes tomar ese impulso de cafeína. El té verde tiene el beneficio adicional de mejorar la resistencia a la insulina.

Hay varios alimentos que puedes comer para ayudarte a recuperar y mantener un equilibrio hormonal.

1. Healthline sugiere que los productos de soya pueden ayudar porque actúan como estrógeno en

tu cuerpo. Sin embargo, debido a que los productos de soya pueden interferir con tu sistema endocrino, habla con tu médico antes de agregar mucha soya a tu dieta. Esto es especialmente necesario si hay antecedentes de cáncer de mama u otros cánceres relacionados con el estrógeno en tu familia.

2. Comer alimentos enteros que no han sido procesados es una buena manera de ayudar a mantener un equilibrio hormonal saludable, ya que estos alimentos no contienen hormonas.

3. Las hierbas adaptogénicas, como la raíz de regaliz y el sauzgatillo, también pueden consumirse para ayudar a equilibrar las irregularidades hormonales. Además, algunos de ellos pueden ayudar con otros síntomas del SOP.

Los probióticos también pueden ayudarte a mantener un equilibrio hormonal saludable al regular los andrógenos y el estrógeno.

¿Qué Saben Los Médicos?

Las historias de mujeres con SOP de todas las edades demuestran una cosa: los médicos no saben tanto como deberían con respecto al SOP, y esto incluye información sobre cómo equilibrar las hormonas que están causando algunos de sus síntomas.

Muchas mujeres, como Dea, han dicho que sus médicos les dijeron que la única manera de equilibrar sus hormonas era seguir con los anticonceptivos. En el caso de Dea, rechazó ese consejo e intentó una forma naturalista de tratar su SOP y tuvo éxito.

Como vimos con Andrea y como muchas otras mujeres han experimentado de primera mano, los médicos a menudo se lanzan a los anticonceptivos como la única manera de tratar el SOP. Este enfoque limitado del tratamiento puede tener enormes consecuencias cuando los médicos no están dispuestos a realizar más investigaciones. Los médicos necesitan entender que no existe una talla única para todos.

Resumen del Capítulo

- Como las hormonas son el tema clave del SOP, los medicamentos como los anticonceptivos son el primer tratamiento que se ofrece.

- Los anticonceptivos combinados que contienen estrógeno y progestina son los que se prescriben con más frecuencia.

- También se puede prescribir metformina para ayudar a controlar la producción de hormonas.

- Algunas mujeres han encontrado que cambiar su dieta es la única manera efectiva de manejar los desequilibrios hormonales que han sufrido.

En el siguiente capítulo, aprenderás sobre el SOP, la ovulación y la fertilidad.

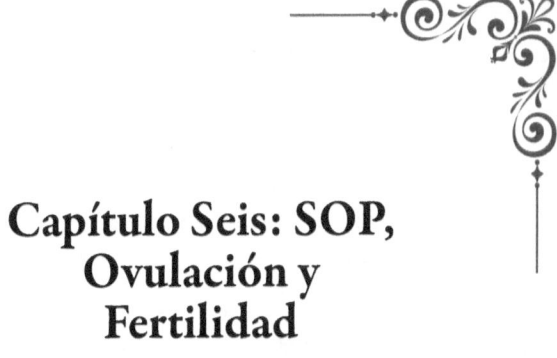

Capítulo Seis: SOP, Ovulación y Fertilidad

Uno de los síntomas más devastadores del SOP es la infertilidad. A Rebecca Andrews, quien fue diagnosticada a los dieciséis años, le tuvieron que extirpar uno de sus ovarios porque fue aplastado por un quiste. Intentó la fertilización in vitro, pero desafortunadamente, sufrió seis abortos espontáneos. Le dijo a ABC News que este era el peor aspecto del SOP para ella. También tuvo que sufrir a través de los comentarios de personas ignorantes que le decían que se acostumbrara a ello o que lo superara. Sin duda, esta es una historia que sonará muy familiar para cualquier mujer con SOP que haya luchado con la infertilidad.

Si bien la infertilidad es un síntoma que experimentan algunas mujeres, un diagnóstico del SOP no significa que no puedas tener hijos. De hecho, hay muchas maneras de tratar los síntomas del SOP para aumentar la capacidad de concebir y dar a luz a niños sanos.

En el artículo escrito por Lusinksi, Amy cuenta su historia. Fue al médico porque había perdido muchos períodos. El médico simplemente le dio más píldoras anticonceptivas y le dijo que le sería muy difícil quedar embarazada cuando estuviera lista para tener hijos y que tendría que "hacer malabares" para concebir, si es que podía. Ahora tiene tres hijos.

Stephanie cuenta una historia similar en el artículo de Lusinksi. Cuando le fue diagnosticado el SOP a los diecinueve años, el médico le informó que tenía "cero posibilidades de quedar embarazada sin tratamientos de fertilidad". Stephanie dice que estaba devastada cuando el doctor le dio esta noticia. Afortunadamente, su médico se equivocó y quedó embarazada a los treinta y tres años en el primer intento de ella y su marido. Ahora, Stephanie quiere que todas las mujeres como ella sepan que aunque el SOP puede causar ciclos menstruales irregulares y puede dificultar el embarazo, esto no significa que las mujeres con SOP no puedan tener hijos.

Hollie es otra mujer que fue mal informada sobre su fertilidad. Tenía dieciséis años cuando fue diagnosticada con el SOP y le fue dicho que nunca podría tener hijos. Cuando tenía veintiséis años, visitó a otro médico que le dijo la verdad. Sería capaz de tener hijos. Hollie estaba justificadamente molesta. Había pasado diez años deprimida, devastada por la idea de que nunca tendría hijos.

De acuerdo con Jen Bell, una escritora de *Clue* que se enfoca en varios temas, incluyendo el SOP, las mujeres con SOP tienden a necesitar tratamientos de fertilidad más que otras mujeres. Sin embargo, Bell dice que la investigación muestra que las mujeres con SOP tienden a tener el mismo número de hijos a lo largo de sus vidas que las mujeres que no lo padecen. Bell ofrece tranquilidad diciendo: "De hecho, la mayoría de las personas con SOP que están tratando de concebir quedarán embarazadas y darán a luz sin ningún tratamiento de fertilidad al menos una vez en su vida".

Si eres una de las mujeres que luchan por quedar embarazada, hay tratamientos que tú y tu médico pueden tratar para mejorar tus probabilidades de quedar embarazada y de llevar el bebé a término de manera segura.

En la otra cara de la moneda de este problema, debes usar métodos anticonceptivos si no estás preparada para tener hijos. Aunque las mujeres con SOP no siempre ovulan de forma regular y predecible, todavía pueden ovular.

Es importante recordar que cada mujer experimenta el SOP de manera diferente. Esto también es cierto para la fertilidad.

Los Vínculos entre el SOP y la Infertilidad

Existen tres posibles vínculos entre el SOP y la infertilidad. Una causa potencial de infertilidad es que es más difícil que las mujeres que sufren del SOP ovulen. La ovulación puede verse obstaculizada por las cantidades excesivas de testosterona en el cuerpo o los óvulos pueden no madurar.

Otra causa posible es que el desequilibrio hormonal puede hacer más difícil que el revestimiento uterino se desarrolle adecuadamente. Esto significa que el óvulo no es capaz de ser implantado.

La ovulación y la menstruación son irregulares e impredecibles. Esto puede hacer que sea muy difícil saber cuándo eres fértil.

Pérdida de Peso

Como cualquier otra solución potencial con SOP, una de las soluciones recomendadas por los médicos para aumentar la fertilidad es perder peso. Sin embargo, esto es más fácil decirlo que hacerlo, especialmente para las mujeres con SOP. Es difícil, pero no imposible.

Como se señaló anteriormente, incluso una pérdida de peso de dos a cuatro kilos es beneficiosa. Una dieta saludable junto con la realización de ejercicios aeróbicos durante treinta a sesenta minutos al día puede hacer una gran diferencia en tus síntomas, incluyendo la infertilidad.

Suplementos

Los suplementos también pueden ayudar a aumentar la fertilidad, aunque como todo lo demás asociado con el SOP, se necesita más investigación. Existe alguna evidencia de que el cohosh negro (Cimicifuga racemosa) puede ayudar a aumentar la fertilidad. Puede ser utilizado solo o en combinación con clomifeno.

Inositol es otro suplemento que puede aumentar la ovulación y ayudar a que tus ciclos menstruales se vuelvan regulares. Sin embargo, puede causar calambres abdominales o náuseas.

Los suplementos de vitamina D pueden ayudar a aumentar la ovulación cuando los tomas solos. Cuando se combina con Metformina, la vitamina D puede ayudarte a tener ciclos menstruales más regulados.

Medicamentos

Tu médico puede prescribirte diferentes medicamentos para ayudarte a ovular para que puedas concebir. Algunos de los medicamentos pueden ser recetados solos o en combinación con otros medicamentos.

1. El clomifeno y el letrozol son medicamentos antiestrógenos que tomarías al principio de tu ciclo.

Cuando los niveles de estrógeno disminuyen, tu glándula pituitaria produce más hormona estimulante de folículos (FSH). Esto significa que se estimula a los ovarios para que produzcan óvulos maduros en los sacos de óvulos, de manera que puedan ser liberados.

El letrozol es más eficaz cuando se usa solo que el clomifeno, según Laurie Ray, escritora científica de *Clue*.

Un efecto secundario de estos dos medicamentos es que puedes experimentar sofocos. Ray explica que ninguno de estos medicamentos debe tomarse durante más de seis meses.

2. La metformina parece ser el medicamento de referencia para todo lo relacionado con el SOP, y no es diferente cuando se habla de la fertilidad. Debido a que el SOP y muchos de los síntomas resultantes, incluyendo la infertilidad, son causados por la resistencia a la insulina, se prescribe metformina. Cuando los niveles de insulina disminuyen, esto resulta en un mejor equilibrio de la producción de hormonas.

Aunque la Metformina parece tener muchas de las respuestas con respecto al SOP y sus síntomas, la Metformina tiene efectos secundarios. Ray reporta que algunas personas que toman Metformina experimentan diarrea y dolor abdominal. Otras mujeres también han reportado náuseas.

Ray indica que, según los estudios, las tasas de fertilidad se incrementan cuando se utiliza metformina junto con clomifeno.

3. Se pueden usar inyecciones para la fertilidad si los medicamentos orales no son efectivos. Hay varios medicamentos disponibles. Estos medicamentos indican a los ovarios que produzcan óvulos.

Estas inyecciones tienden a hacer que se liberen varios óvulos a la vez, lo que resulta en un mayor riesgo de tener partos múltiples. Necesitarás que examinen tu sangre regularmente para ver si tienes niveles de estradiol, que es otra hormona que se produce en los ovarios.

Cronometrar

Es importante que tengas relaciones sexuales con tus períodos de ovulación cuando estés tratando de quedar embarazada. Necesitas llevar un registro de tu ciclo menstrual. Es probable que estés ovulando de trece a quince días antes de que comience tu período.

Temperatura Corporal Basal

Una manera de llevar un registro de tu ciclo de ovulación es tomarte la temperatura. Tu temperatura de reposo aumentará ligeramente cuando estés ovulando. Toma tu temperatura a primera hora de la mañana antes de sentarte. Ten en cuenta que este método no te ayudará a predecir la ovulación en el futuro.

El uso de un termómetro corporal basal especial proporcionará una lectura más precisa que un termómetro normal.

Tendrás que tomarte la temperatura a la misma hora todos los días.

Pruebas de Ovulación

Hay pruebas de ovulación que puedes hacerte en casa. Son similares a las pruebas de embarazo en que miden el nivel de hormonas específicas en tu cuerpo. Las pruebas de ovulación determinan la cantidad de hormona luteinizante (HL) que hay en tu cuerpo, para que puedas determinar cuál es tu ventana ovulatoria y cuándo serás fértil.

In-Vitro

La fertilización in vitro (FIV) tiene varios pasos. Primero, recibirías inyecciones de fertilidad todos los días. Las inyecciones hacen que los ovarios produzcan varios óvulos. Los óvulos se recolectan mediante un procedimiento menor. El médico inserta un tubo delgado y hueco a través de la vagina y luego en los ovarios y folículos para recuperar los óvulos maduros. De acuerdo con Planned Parenthood, recibirás medicamentos que te ayudarán a mantenerte cómoda durante este procedimiento.

Los óvulos son fertilizados en un laboratorio. Son monitoreados por el personal para asegurarse de que las células se están dividiendo en un embrión. Un cierto número de óvulos se implantan en el útero utilizando un tubo delgado. Planned Parenthood afirma que este procedimiento generalmente no es doloroso.

Si los óvulos se adhieren a la pared uterina, se produce el embarazo. Debido a que con frecuencia se implanta más de un embrión fertilizado, es posible que tengas varios embarazos.

Después de que el óvulo o los óvulos son implantados, necesitarás descansar durante un día después de la transferencia. Planned Parenthood dice que es seguro volver a tus actividades normales el día después. Además, puedes tomar progesterona, ya sea por vía oral o mediante inyecciones, durante las primeras ocho a diez semanas después de la implantación del embrión. La progesterona ayuda a los embriones a sobrevivir en el útero.

Los óvulos fertilizados sobrantes son criopreservados o congelados para futuros embarazos.

Existen algunos efectos secundarios potenciales con la FIV, al igual que para cualquier otro tratamiento asociado con el SOP.

Planned Parenthood indica que podrías experimentar calambres, hinchazón, dolor en los senos, cambios de humor, dolores de cabeza, sangrado, infecciones, moretones por las inyecciones y reacciones alérgicas al medicamento. Muchas personas sufren de depresión y ansiedad mientras están pasando por el proceso de FIV.

Otro problema potencial con la FIV es que puede ser costosa. Un ciclo puede costar quince mil dólares o más. Algunos planes de seguro cubren la FIV, pero no todos lo hacen. Es posible que tengas que pasar por más de un ciclo para que el embarazo se lleve a cabo.

Inseminación Intrauterina

La inseminación intrauterina (IIU) también se conoce como inseminación artificial. El médico colocará los espermatozoides directamente en el útero cuando estés ovulando, lo que ayuda a que los espermatozoides se acerquen al óvulo. Antes del procedimiento, se recoge semen de tu pareja y se filtra. Esto significa que se recoge una cantidad concentrada de esperma sano. Si el espermatozoide fertiliza el óvulo y éste se adhiere a la pared uterina, entonces quedas embarazada.

Antes del procedimiento, recibirás medicamentos para ayudarte a desarrollar óvulos maduros. Luego, se te administrará un medicamento que te hará ovular. El médico averiguará cuándo está listo el óvulo y esperando a ser fertilizado antes de realizar el procedimiento.

El médico deslizará un tubo delgado dentro de tu útero e insertará el esperma. Según Planned Parenthood, el proceso sólo toma entre cinco y diez minutos y generalmente es indoloro. Sin embargo, algunas mujeres han experimentado calambres después.

Uno de los beneficios de la IIU es que generalmente cuesta menos que los otros procedimientos. Suele costar entre trescientos y mil dólares, dependiendo de cuánto cuestan los honorarios del médico. Algunos planes de seguro cubrirán el procedimiento.

Cirugía

Ray afirma que existen otras opciones quirúrgicas que pueden ayudarte a quedar embarazada. La perforación ovárica laparoscópica es una de esas opciones. El médico utilizará un láser para realizar pequeños orificios en los ovarios. Ella dice que este método es tan efectivo como los medicamentos. Algunas veces se utiliza cuando los medicamentos no han funcionado.

HAY Esperanza

Es cierto que el SOP puede dificultar el embarazo. Pero hay medicamentos, suplementos y procedimientos que pueden ayudarte a convertirse en la gran madre que estás destinada a ser.

La Dra. Emma Gray, psicóloga que se especializa en personas con problemas de fertilidad y que sufre del SOP, dice que algunas personas quedan embarazadas tan pronto como comienzan a intentarlo, mientras que otras tienen que intentarlo por un tiempo. Dice que no es necesariamente porque una pareja sea más fértil que la otra. Es una cuestión de suerte y de tiempo. Más del ochenta y cinco por ciento de las parejas conciben dentro del primer año que comienzan a intentarlo activamente. ¿La lección aquí? Nunca te rindes.

Resumen del Capítulo

● Debido a la resistencia a la insulina y a los niveles más altos de producción de andrógenos, algunas mujeres con SOP pueden tener más dificultades para quedar embarazadas.

● Los cambios en el estilo de vida, los medicamentos y los procedimientos pueden ayudarla a ser fértil y a quedar embarazada.

¿Estás disfrutando de este libro? ¡Por favor, considera dejar una reseña!

En el siguiente capítulo, aprenderás cómo el SOP afecta el embarazo.

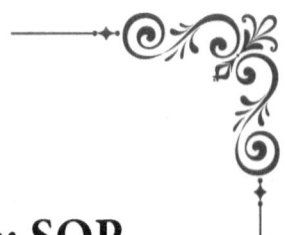

Capítulo Siete: SOP
y Embarazo

Independientemente de lo que los médicos predigan y de lo que digan otras personas, es posible quedar embarazada y dar a luz a un bebé sano, incluso si tienes SOP.

¿Recuerdas a la Dra. Emma Gray del final del capítulo anterior? Fue diagnosticada SOP a los diecinueve años. Le fue dicho que sería muy difícil para ella tener un hijo. En ese momento, admite que no entendía la gravedad de lo que eso significaba. Para la Dra. Gray, la vida continuó. Decidió ir a la escuela y obtener un título en psicología. A lo largo de su educación, se encontró interesada en trabajar con personas que luchan mental y emocionalmente debido a problemas de fertilidad.

Cuando la Dra. Gray cumplió treinta y tres años, comenzó a entender lo que realmente significaba la idea de la infertilidad, emocionalmente hablando. Experimentó, por sí misma, por lo que sus pacientes habían pasado. Conoció y se casó con un hombre, y juntos querían tener una familia. Investigó todo lo que pudo encontrar sobre la dieta, el ejercicio, los suplementos y el bienestar emocional. Registró sus períodos de ovulación.

Después de no tener un período entre los 20 y los 30 años, comenzó a menstruar después de hacer cambios en su vida. Pronto quedó embarazada y dio a luz a un hijo sano. Pronto, la

Dra. Gray y su esposo decidieron que querían tener otro hijo, y rápidamente quedó embarazada. Nueve meses después, tuvo otro hijo. Dos años después, tuvo un tercer hijo.

Cuando tenía cuarenta y dos años, la Dra. Gray y su esposo decidieron que querían un cuarto hijo. Le tomó nueve meses concebir. Cuando tenía diez semanas de embarazo, se hizo un escáner y descubrió que había tenido un aborto espontáneo. La Dr. Gray estaba devastada, pero ella y su esposo trataron de concebir de nuevo y seis meses después, estaba embarazada. Esta vez, dio a luz a su cuarto hijo.

La historia de la Dr. Gray es una de miedo, determinación, esperanza, felicidad, devastación y felicidad nuevamente. Su historia puede ser la tuya.

El síndrome de ovario poliquístico puede crear complicaciones de las que debes ser consciente, de modo que puedas prepararte para la llegada de un bebé sano. Sin embargo, nunca dudes de que un bebé sano puede ser parte de tu futuro.

Abortos Espontáneos

Como todo lo demás asociado con el SOP, hay una falta de información sobre la asociación entre el SOP y los abortos espontáneos. Algunos estudios indican que las mujeres que sufren del SOP tienen un mayor riesgo de tener un aborto espontáneo. Sin embargo, Ray afirma que otros estudios atribuyen los abortos espontáneos al sobrepeso o a la obesidad, a los tratamientos de fertilidad o al envejecimiento.

La Dra. Gray cita un estudio realizado en el 2009 en ciento cuarenta y cinco mujeres que sufrían del SOP. Setenta y nueve de las mujeres quedaron embarazadas y setenta y dos de ellas dieron a luz a bebés sanos. De acuerdo con la Dra. Gray, este estudio demuestra que el índice de abortos espontáneos no es más alto para las mujeres con SOP. Cada mujer y cada cuerpo de mujer es diferente.

Originalmente, los expertos en salud pensaron que la tasa de aborto espontáneo para las mujeres con SOP estaba entre el treinta y el cincuenta por ciento. Estudios más recientes sugieren que la tasa podría ser aún más alta. Las mujeres que se someten a FIV o IIU tienden a tener el doble de probabilidades de tener un aborto espontáneo.

Según la enfermera Galan, los estudios han demostrado que los factores de riesgo para un aborto espontáneo incluyen resistencia a la insulina, niveles más altos de hormonas luteinizantes, niveles elevados de testosterona, obesidad, tratamientos de infertilidad y genética.

Al igual que con los otros síntomas relacionados con el SOP, existen medidas que puedes tomar para disminuir tu riesgo de sufrir un aborto espontáneo.

1. Haz cambios en tu estilo de vida como hacer ejercicio regularmente y comer una dieta saludable.

2. Galan afirma que la Metformina no sólo ayuda a mejorar tu capacidad de quedar embarazada al reducir tus niveles de insulina, sino que también puede ayudarte a tener un embarazo saludable.

3. El reposo en cama o el reposo pélvico también pueden ser aconsejados por tu médico para ayudarte a tener un embarazo exitoso.

A veces los abortos espontáneos ocurren porque hay una anormalidad genética. Esto es cierto para las mujeres que sufren del SOP y para las mujeres que no. Esta anomalía genética significa que el bebé no es viable y que se producirá un aborto espontáneo.

Galan enfatiza que incluso si tienes un aborto espontáneo o múltiples abortos, aún es posible concebir y dar a luz a bebés sanos.

La edad es una mezcla cuando se trata de quedar embarazada y dar a luz a un bebé sano. A medida que uno envejece, los síntomas del SOP disminuyen, lo que hace más fácil quedar embarazada. Sin embargo, la edad también es un factor en el riesgo de abortos espontáneos. Cuanto mayor seas cuando concibas, mayor será el riesgo de tener un aborto espontáneo.

De acuerdo con la Dra. Gray, las mujeres con SOP deben empezar a pensar en el embarazo como un proceso de doce meses en lugar de nueve. Primero, los óvulos y los espermatozoides tardan tres meses en madurar. Esto significa que tus elecciones de estilo de vida, incluyendo dieta, ejercicio, fumar, medicamentos, alcohol y otras elecciones que haces cuatro meses antes de concebir, impactan la calidad del óvulo y del esperma. El mayor riesgo de que el feto desarrolle anomalías genéticas y defectos congénitos se presenta cuando el feto tiene entre dos y ocho semanas. Por lo tanto, los expertos en fertilidad afirman que debes comenzar a planear tu embarazo al menos tres meses antes de comenzar a tratar de concebir.

El conocimiento puede ser algo poderoso. Cuanta más información tengas a tu disposición, más fácil te será tomar el control de tu experiencia. A pesar de tus propias dificultades con el embarazo, la Dra. Gray encontró el valor para seguir adelante al aprender más sobre su cuerpo: "Mi viaje de fertilidad ha estado lleno de sorpresas: el dolor del aborto espontáneo, así como un embarazo saludable y natural a los 44 años (con pocas probabilidades). Aprender sobre mis niveles hormonales, así como llevar un registro de mi ciclo, me hizo sentir poderosa y me dio una razón para seguir intentándolo".

Diabetes Gestacional

Debido a que a menudo tienen niveles más altos de insulina, uno de los problemas que enfrentan las mujeres con SOP es la diabetes gestacional. Existen otros factores de riesgo para la diabetes gestacional, como quedar embarazada cuando tienes más de veinticinco años, tienes sobrepeso, prediabetes o parientes cercanos a los que se les ha diagnosticado diabetes tipo 2.

La diabetes gestacional puede causar mayor peso al nacer, problemas respiratorios al nacer, bajo nivel de azúcar en la sangre, ictericia y nacimiento prematuro. También puede hacer que el proceso de parto sea más difícil tanto para la madre como para el niño.

Además, la diabetes gestacional puede hacer que la madre desarrolle diabetes tipo 2 más adelante.

La mayoría de las veces, las mujeres que desarrollan diabetes gestacional no notan ninguno de los síntomas. Galan afirma que rara vez una mujer puede notar que está experimentando sed y micción excesivas.

Todas las mujeres se someten a pruebas de diabetes gestacional cuando tienen entre veinticuatro y veintiocho semanas de embarazo. Las mujeres con SOP a menudo son examinadas en las primeras etapas de su embarazo debido a sus mayores riesgos.

Según un estudio realizado por la Sociedad Endocrina, la Metformina no previene la diabetes gestacional. Cuatrocientas ochenta y siete mujeres participaron en el estudio. Doscientos once de ellas recibieron dos mil miligramos de Metformina cada día. Las otras doscientos veintitrés recibieron un placebo. Según el estudio, ambos grupos tenían el mismo porcentaje de diabetes gestacional.

El Dr. Tone Loevvik, el médico a cargo del estudio, dijo que aunque estos resultados fueron decepcionantes, reforzaron lo que los investigadores habían aprendido de estudios anteriores.

El médico puede utilizar uno de dos métodos para detectar la diabetes gestacional. Para ambos métodos, se bebe un líquido azucarado. Si el médico realiza la prueba de detección con la prueba de glucosa, te extraerá sangre una hora después de que hayas bebido la solución. No tienes que ayunar antes de hacer esta prueba. Si los resultados de la prueba no son normales, el médico realizará la prueba de provocación de glucosa. Algunos médicos no la hacen en absoluto y pasan directamente a la prueba de tolerancia a la glucosa.

Para la prueba de tolerancia a la glucosa, deberás ayunar antes de la prueba. Antes de tomar la solución azucarada, el médico extraerá tu sangre. Luego, el médico te tomará la muestra de sangre una hora, dos horas y tres horas después de beber el líquido azucarado. Si se encuentran niveles elevados de glucosa, entonces se te diagnosticará diabetes gestacional.

Una vez que se te diagnostica, se te pedirá que tomes tus niveles de azúcar en la sangre un par de veces al día. Galan afirma que es probable que necesites revisar tus niveles cuando despiertes y después de cada comida.

La diabetes gestacional es tratada con cambios en el estilo de vida, tales como ejercicio ligero y dieta. Necesitarás eliminar los azúcares procesados y refinados, así como los alimentos fritos o grasos. Tu dieta debe consistir principalmente de frutas, vegetales, granos enteros y carne magra. El médico podrá recomendarte algunos ejercicios ligeros que puedas hacer.

Si la dieta y el ejercicio no son suficientes para tratar la diabetes, el médico probablemente te recetará medicamentos para controlar el azúcar en la sangre o la insulina. Galan dice que el médico te dirá exactamente cuál debe ser tu protocolo de tratamiento. El médico también te dará instrucciones acerca de cuáles deben ser tus niveles de azúcar en diferentes momentos del día. Se te proporcionarán pautas sobre cuándo debes llamar al médico y cuándo debes ir al hospital. Es muy importante que sigas las instrucciones del médico.

Hipertensión Inducida por el Embarazo y Preeclampsia

Ambas afecciones afectan a las mujeres con y sin SOP. Debido a la resistencia a la insulina, las mujeres con SOP tienden a tener una presión arterial más alta que otras mujeres. Esto aumenta su probabilidad de desarrollar una o ambas de estas condiciones durante su embarazo.

La hipertensión inducida por el embarazo (HIE) se refiere a una condición en la que las mujeres desarrollan presión arterial alta después de veinte semanas de embarazo.

La preeclampsia es una condición gestacional que también puede aparecer durante la segunda mitad del embarazo. Además de la presión arterial alta, las proteínas comienzan a aparecer en la orina. La proteína en la orina hace que te hinches. Es una indicación de que hay un problema con los riñones.

Si la preeclampsia no se trata, puede convertirse en eclampsia. Esto puede hacer que tengas convulsiones, ceguera o caigas en coma. También puede resultar en tu muerte o la de tu hijo. La buena noticia es que esto rara vez sucede porque los médicos vigilan tu salud de cerca para asegurarse de que no desarrolles este problema de salud.

Si comienzas a experimentar hinchazón, tienes dolores de cabeza, experimentas un aumento repentino de peso o tienes cambios en tu visión, necesitas contactar a tu médico inmediatamente. Para verificar la presencia de HIE y preeclampsia, tu médico controlará tu presión arterial y te tomará muestras de orina cada vez que lo visites.

En caso de que sea diagnosticada HIE o preeclampsia, serás puesta en reposo en cama y monitoreada con frecuencia. Recibirás medicamentos para bajar tu presión arterial. Si no disminuye, la única cura es que el bebé nazca. El médico esperará el mayor tiempo posible antes de dar a luz para que los pulmones tengan más tiempo para desarrollarse.

Nacimiento Prematuro

Las mujeres con SOP corren un mayor riesgo de dar a luz prematuramente, aunque Galan afirma que los expertos en salud no están del todo seguros de por qué es así. Una de las razones es que las mujeres con SOP tienen un mayor riesgo de HIE y preeclampsia. Galan afirma que otra razón es que los bebés tienden a ser más grandes de lo normal para su edad gestacional.

Sin embargo, un estudio reciente de cuatrocientas ochenta y siete mujeres embarazadas que sufren del SOP indicó que la Metformina podría ser una vez más la respuesta. Las mujeres eran de Noruega, Suecia e Islandia, y la edad promedio era de veintinueve años. Las mujeres fueron asignadas aleatoriamente para tomar un placebo o dos mil miligramos de Metformina. Los participantes no sabían lo que recibían.

Los investigadores descubrieron que la tasa combinada de aborto espontáneo en el segundo trimestre y parto prematuro, donde las mujeres dieron a luz a menos de treinta y siete semanas, fue casi la mitad para las mujeres que tomaron la Metformina. Los investigadores reportaron que sólo nueve de las doscientas once mujeres que tomaron Metformina tuvieron un nacimiento prematuro o sufrieron un aborto espontáneo tardío. Estas nueve mujeres representaban el cinco por ciento de las mujeres que habían tomado la Metformina.

En contraste, el diez por ciento, o veintitrés, de las doscientas veintitrés mujeres que recibieron el placebo, experimentaron un aborto espontáneo tardío o un nacimiento prematuro.

Durante el Embarazo

Hay varias maneras en las que puedes cuidarte durante el embarazo para asegurarte de tener un embarazo saludable. Una forma es controlar tu dieta. La PCOS Awareness Association afirma que debes trabajar con un nutricionista que te pueda ayudar a desarrollar una dieta saludable. La dieta se asegurará de que tú y tu bebé reciban la cantidad adecuada de nutrientes y de que ganen la cantidad adecuada de peso durante el embarazo. Es posible que se te pida que restrinjas tus carbohidratos durante el embarazo. El nutricionista también puede recomendarte que comas tres comidas pequeñas al día y que comas entre dos y cuatro refrigerios saludables.

Las vitaminas prenatales se prescriben durante el embarazo. El médico trabajará contigo para determinar qué vitaminas necesitarás. La PCOS Awareness Association afirma que el médico probablemente reducirá tus ácidos fólicos después del primer trimestre.

La actividad física es otro ingrediente importante para un embarazo saludable. Tu médico te puede ayudar a encontrar el tipo correcto de actividad en la que debes participar y determinar cuanto de esta debes hacer.

Parto

Los bebés de mujeres con SOP tienden a ser grandes para su edad gestacional. Por esa razón, es posible que necesites dar a luz a través de una cesárea en lugar de dar a luz por vía vaginal. Debido a que este es un procedimiento quirúrgico, necesitarás más tiempo para recuperarte. Aunque existe un mayor riesgo para la madre y el bebé, los partos por cesárea no son infrecuentes.

Lactancia Materna

Se te anima a que amamantes a tu bebé. No sólo los nutrientes de la leche son buenos para el bebé, sino que el proceso crea un vínculo entre tú y el bebé y también es saludable para ti. Esto es especialmente cierto si eres diabética.

1. La lactancia materna reduce el riesgo de tu hijo de padecer obesidad infantil. También disminuye las probabilidades de que tu bebé desarrolle diabetes tipo 2 más adelante en la vida.

2. Si sufres de diabetes gestacional mientras estabas embarazada, tienes un mayor riesgo de desarrollar diabetes tipo 2 más adelante. Sin embargo, la lactancia materna disminuye las probabilidades de desarrollarla.

3. La insulina y la metformina son seguras cuando estás amamantando.

4. La lactancia materna te ayuda a perder peso más rápido.

Tener un Embarazo y un Parto Saludables y Seguros

Independientemente de las estadísticas y de lo que los médicos le digan, es posible tener un embarazo saludable. Como dice Jen Bell, las mujeres con SOP tienden a tener el mismo número de hijos durante su vida, al igual que las mujeres sin el síndrome. Otras mujeres, como la Dra. Emma Gray, Stephanie y Amy, testificarán el hecho de que no sólo puedes quedar embarazada, sino que también puedes tener un embarazo saludable y dar a luz a bebés felices y saludables.

Resumen del Capítulo

● Muchas mujeres con SOP tienen múltiples hijos sanos.

● Las mujeres con SOP tienen más probabilidades de tener complicaciones en el embarazo. Sin embargo, los médicos estarán monitoreándolo y tratarán cualquier problema.

● Mientras que los abortos espontáneos tardíos y los nacimientos prematuros son más comunes para las mujeres con SOP, los estudios muestran que la Metformina puede reducir en gran medida estos riesgos.

● Se recomienda amamantar, incluso si eres diabética.

En el siguiente capítulo, aprenderás sobre los microbiomas y cómo pueden beneficiarte.

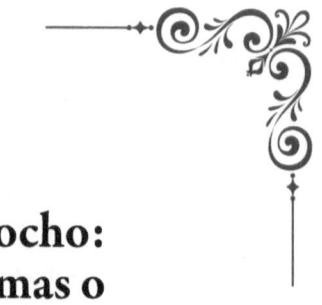

Capítulo ocho:
Microbiomas o
Microbios

Las bacterias y virus no son simplemente amenazas invisibles que vuelan fuera de nuestros cuerpos tratando de enfermarnos. Los hongos no son simplemente los hongos que ponemos en nuestra comida o las setas que las hadas felices bailan alrededor. Viven, por billones, dentro de nuestros cuerpos. Estos organismos vivos invisibles se conocen como microorganismos o microbios.

Las bacterias, virus y hongos a menudo están asociados con la enfermedad. Sin embargo, son necesarios tipos específicos de estos organismos para una buena salud. La mayoría de ellos viven en la piel o en el intestino grueso. Los microbios que viven en el intestino grueso se conocen como el microbioma intestinal.

El Dr. Ruairi Robertson proporciona este hecho un tanto aterrador: "Hay más células bacterianas en tu cuerpo que células humanas. Hay aproximadamente 40 trillones de células bacterianas en tu cuerpo y sólo 30 trillones de células humanas. Eso significa que eres más bacteria que humano".

Hay más de mil especies de bacterias que viven sólo en tu microbioma intestinal. La mayoría de ellos son esenciales para la buena salud.

Los microbios actúan como un órgano adicional en tu cuerpo. De esto, el Dr. Robertson dice: "En total, estos microbios pueden pesar hasta 1-2 kilos, que es aproximadamente el peso de tu cerebro. Juntos, funcionan como un órgano extra en tu cuerpo y juegan un papel importante en tu salud".

Estudios muestran que estás expuesto a los microbios cuando todavía están en el útero. A medida que creces, el número de microbios y especies se expande. Cuanto mayor sea tu diversidad de microbios, mejor será tu salud.

Los microbios intestinales son importantes para tu salud por una variedad de razones:

1. Los microbios intestinales comienzan a ayudarte a una edad muy temprana. Incluso te ayudan a digerir los azúcares de la leche materna que son esenciales para el crecimiento.

2. Algunas de las bacterias en los microbios ayudan a digerir la fibra, que luego produce ácidos grasos de cadena corta. Esto es especialmente importante para las mujeres con SOP porque la fibra ayuda a prevenir el aumento de peso, la diabetes y las enfermedades cardíacas. La fibra también ayuda a disminuir tu riesgo de desarrollar cáncer.

3. Aunque suene contradictorio, las bacterias intestinales y otros microorganismos en tu cuerpo promueven la inmunidad. El microbioma intestinal se

comunica con tu sistema inmunológico, aconseján-
dole sobre cómo responder.

4. Una nueva investigación sugiere que los microbiomas intestinales saludables también afectan el sistema nervioso central, incluyendo el cerebro, lo que
significa que los microbios intestinales son esenciales para un cerebro sano.

Los estudios indican que las mujeres con SOP tienden a
tener una menor diversidad de biomas intestinales que las mujeres que no lo padecen. La Dra. Varykina Thackray declara que
esto es probable porque las mujeres con SOP tienden a tener
niveles elevados de testosterona. "Nuestro estudio sugiere que
la testosterona y otras hormonas androgénicas pueden ayudar a
formar el microbioma intestinal, y estos cambios pueden influir
en el desarrollo del SOP y el impacto que tiene en la calidad de
vida de la mujer".

Peso

El peso es un tema importante para las mujeres con SOP.
Como se mencionó anteriormente, no todas las mujeres que
sufren del SOP tienen sobrepeso o son obesas, por lo cual este
libro no se enfoca en la pérdida de peso y escribí un libro completamente separado sobre ese tema. Sin embargo, el SOP
puede causar aumento de peso y hacer que sea más difícil perde-
lo. Los microbiomas intestinales pueden ser capaces de proporcionar una solución para este problema.

El Dr. Robertson observa que hay miles de tipos diferentes
de bacterias en tu intestino, la mayoría de las cuales son saludables. Sin embargo, hay algunas bacterias poco saludables que

se acumulan allí también. Si tienes demasiados de esos chicos malos juntos en tu estómago, pueden causar enfermedades y otros problemas de salud.

Existen varios estudios que han investigado los microbiomas encontrados en gemelos idénticos donde uno de ellos es obeso y el otro no. Los estudios demostraron que las diferencias entre los gemelos eran los microbiomas.

El Dr. Robertson cita un estudio en el que los microbiomas de los gemelos obesos fueron transferidos a ratones. El resultado fue que los ratones que tenían los microbiomas poco saludables ganaron mucho peso y se volvieron obesos. Los ratones obesos seguían la misma dieta que los ratones delgados. El aumento de peso no se atribuyó a los alimentos ni a la cantidad que estaban comiendo. Se determinó que los microbiomas malsanos en el intestino eran la causa.

Azúcar en la Sangre y Diabetes

Uno de los principales problemas que rodean al SOP es la resistencia a la insulina, en la que pueden influir los microbiomas intestinales.

Un estudio reciente sobre treinta y tres bebés, que estaban genéticamente predispuestos a desarrollar diabetes tipo 1, mostró que los niveles de diversidad de los microbiomas intestinales disminuyeron significativamente justo antes de la aparición de la enfermedad. El estudio también encontró que el número de microbios intestinales poco saludables aumentó justo antes de la aparición de la diabetes. Esto es una indicación de que la diversidad de microbiomas intestinales podría afectar si se te diagnostica diabetes tipo 2.

Los estudios también han demostrado que los microbios intestinales y la diversidad de microbios intestinales pueden afectar los niveles de azúcar en la sangre. Al promover una gran diversidad de microbiomas en tu sistema, puedes reducir tu nivel de azúcar en la sangre, lo que a su vez, puede reducir los niveles de insulina. Esto no sólo puede reducir tu riesgo de diabetes tipo 2, sino que también puede ayudar a reducir o incluso revertir algunos de tus síntomas del SOP.

Salud Mental

El intestino está conectado al cerebro a través de millones de nervios, lo que hace que los microbios sean esenciales para una salud mental positiva. El Dr. Robertson explica que la razón por la cual el microbioma intestinal puede afectar tu salud mental es porque controla los mensajes que se envían a tu cerebro. Crystal Raypole, que escribe para Healthline, dice que los expertos se refieren a esta conexión como el eje cerebro-intestinal, o el GBA, por sus siglas en inglés (Gut-brain axis).

Algunas de las especies de bacterias estimulan al cerebro a producir neurotransmisores. La serotonina, la sustancia química responsable de muchas emociones positivas, incluidos los sentimientos de felicidad y bienestar, se produce principalmente en el intestino. Por lo tanto, para que la serotonina sea producida, las bacterias sanas tienen que estar presentes.

Otros transmisores que son producidos por los microbiomas son los que regulan tu apetito y hábitos de sueño.

Mantener un microbioma sano puede ayudar a reducir la inflamación en tu cuerpo, lo que a su vez, puede ayudar a reducir los síntomas asociados con la depresión.

Además, los biomas saludables mejoran tu función cerebral y la reacción al estrés.

Según Raypole, "No está claro cómo los probióticos llevan a cabo estas funciones, pero una revisión de investigación de

2015 sugiere que el GBA podría ser el "eslabón perdido" en nuestra comprensión de la depresión y sus causas".

Existen varios estudios que indican que las personas que sufren de trastornos mentales y emocionales tienen diferentes especies de microbios que residen en sus intestinos en comparación con las personas que no sufren de problemas psicológicos. Con esto en mente, el Dr. Robertson sugiere que existe una correlación entre la salud de los biomas intestinales y la salud mental.

Algunos estudios han demostrado que ciertos probióticos pueden mejorar los síntomas de la depresión y otros problemas de salud mental y emocional.

Raypole afirma que algunos expertos han etiquetado a este grupo de microbios como psicobióticos. Un estudio realizado en 2017 descubrió que tomar un probiótico diario ayudaba a mejorar los síntomas asociados con la depresión y la ansiedad. Las investigaciones indican que los probióticos funcionan mejor cuando se toman junto con otros tratamientos, los cuales podrían incluir medicamentos y terapia.

Según Raypole, "La investigación existente sobre probióticos para la depresión y otros problemas de salud mental es muy prometedora, pero muchos de los estudios existentes son muy pequeños. Esto hace difícil saber cuán efectivos son los probióticos para la depresión".

Un área importante en la que los expertos deben concentrarse durante su investigación son los diferentes tipos de microbiomas, ya que los diferentes tipos de biomas parecen afectar a las enfermedades mentales de manera diferente. Mientras que el microbioma A podría afectar la depresión y la ansiedad, el microbioma B podría afectar el trastorno bipolar.

Otro tema importante que necesitará más investigación, es la dosis. Algunos trastornos de salud mental necesitarán diferentes dosis de probióticos.

Raypole afirma que esta puede ser un área particularmente difícil de investigar porque los problemas de salud mental afectan a las personas de manera diferente, del mismo modo que los microbiomas afectan a las personas de manera diferente. "Un número de factores, incluyendo la genética, la exposición bacteriana y las experiencias de vida, pueden afectar la composición única de las bacterias intestinales. Esto, a su vez, puede afectar tanto los síntomas de la depresión que experimentas, así como los probióticos que funcionarán mejor para ti".

Otros Problemas de Salud Relacionados con los Microbios

Problemas Relacionados con el Intestino

Hay varios problemas de salud que se ven afectados por los microbiomas intestinales. Están relacionados con diferentes enfermedades intestinales, como el síndrome del intestino irritable y la enfermedad intestinal inflamatoria.

Ciertos tipos de bacterias, como las que se encuentran en el yogur y otros probióticos, pueden llenar los huecos que existen entre las células intestinales. Esto ayuda a prevenir el síndrome de intestino permeable. Estas bacterias sanas también evitan que las bacterias enfermas se adhieran a las paredes intestinales.

Enfermedades Cardíacas y Temas Relacionados

Debido al aumento de la resistencia a la insulina, el aumento de peso y otros factores, las mujeres con SOP tienen un mayor riesgo de síndrome metabólico, que es un conjunto de problemas que pueden relacionarse con la enfermedad cardíaca. Sin embargo, de acuerdo con el Dr. Robertson, los microbiomas intestinales saludables pueden ser capaces de ayudarte a reducir tus probabilidades de tener que lidiar con problemas cardíacos junto con todo lo demás.

Afirma que un estudio reciente de mil quinientas personas mostró que los microbiomas jugaron un papel importante en el aumento de LAD, colesterol bueno y los triglicéridos.

Hay algunas bacterias malas que cambian los nutrientes que se encuentran en la carne roja y otros alimentos en un químico llamado N-óxido de Trimetilamina (TMAO, por sus siglas en inglés) que contribuye a bloquear las arterias. Los probióticos pueden ayudar a eliminar las bacterias malas y promover la buena salud del corazón.

Probióticos

Los probióticos se pueden utilizar para ayudar a crear niveles saludables de microbiomas intestinales. Son bacterias vivas que "resiembran" tu intestino con bacterias sanas. Pueden ser usadas para controlar tu peso, aunque muchos estudios sugieren que los efectos de los probióticos sobre la pérdida de peso son realmente pequeños.

Web MD dice que los probióticos pueden ayudar con muchos otros problemas, tales como:

1. Síndrome del intestino irritable
2. Enfermedad intestinal inflamatoria
3. Diarrea infecciosa
4. Diarrea causada por antibióticos
5. Ciertas enfermedades de la piel como el eccema
6. Problemas de salud urinaria
7. Problemas de salud vaginal

8. Salud bucal

9. Prevención de resfriados y alergias

Existen muchos tipos de probióticos, pero hay dos grupos principales. Un grupo es el Lactobacillus y es probablemente el tipo más común de bacterias. Estos organismos microscópicos se encuentran en el yogur y otros alimentos fermentados. Pueden ayudar con muchos problemas, incluyendo la intolerancia a la lactosa y la diarrea.

La bifidobacteria es el otro grupo principal de bacterias y se encuentra en los productos lácteos. Esta bacteria es especialmente útil para tratar problemas como el síndrome del intestino irritable.

Otras Maneras de Promover Microbios Intestinales Saludables

El Dr. Robertson sugiere varias maneras en las que puedes aumentar tus biomas intestinales saludables.

1. Debes comer una variedad de alimentos. Una gama diversa de alimentos puede dar lugar a una gama diversa de biomas. Las legumbres, las frutas y los frijoles contienen mucha fibra y promueven la salud de las bacterias.

2. Los alimentos fermentados, como el yogur, el chucrut y el kéfir, contienen bacterias saludables. Las bacterias de estos alimentos ayudan a disminuir las bacterias no saludables que causan enfermedades.

3. Limita la cantidad de edulcorantes artificiales que consumes. Aunque muchas personas usan edulcorantes artificiales para reducir su nivel de azúcar en

la sangre, en realidad pueden aumentar el nivel de azúcar en la sangre al hacer que crezcan bacterias poco saludables en su intestino.

4. Comer muchos alimentos prebióticos puede ayudar a estimular la producción de bacterias intestinales saludables y otros microbios. Estos alimentos incluyen plátanos, espárragos, alcachofas, manzanas y avena.

5. La lactancia materna durante al menos seis meses es importante porque ayuda a desarrollar microbiomas intestinales saludables en los bebés.

6. Los granos integrales también son una parte importante de tu dieta. Contienen mucha fibra y carbohidratos saludables que pueden ser digeridos por los microbiomas. Los granos enteros pueden ayudar a prevenir el aumento de peso y reducir el riesgo de diabetes y cáncer.

7. Las dietas vegetarianas también son beneficiosas para la salud de los biomas intestinales. Reducen las bacterias intestinales poco saludables, como la e.coli. Las dietas vegetarianas también reducen la inflamación y los niveles de colesterol malo.

8. Los alimentos ricos en polifenoles también son importantes. Los polifenoles, que son compuestos de plantas, se encuentran en alimentos que nos encantan, como el vino tinto y el chocolate negro.

También se encuentran en el té verde y en los granos enteros. Las bacterias intestinales descomponen los polifenoles y los utilizan para cultivar bacterias sanas.

9. Sólo toma antibióticos cuando sea absolutamente necesario. Los antibióticos matan las bacterias enfermas, pero también matan las bacterias sanas.

Se Necesita Más Investigación

Según Thackray, "se necesita investigación adicional para determinar si especies bacterianas intestinales específicas contribuyen al desarrollo del SOP y si el microbioma ofrece vías potenciales para tratar la enfermedad.

Si la testosterona impulsa la composición microbiana del intestino, un siguiente paso convincente sería determinar si el tratamiento del SOP con bloqueadores de testosterona o anticonceptivos orales resulta en la recuperación del microbioma intestinal. También sería importante averiguar si el microbioma intestinal de las mujeres diagnosticadas con SOP usando el criterio de ovarios poliquísticos y períodos menstruales irregulares o sin menstruación es distinto del microbioma intestinal de las mujeres diagnosticadas con otros subtipos del SOP que requieren testosterona elevada".

El Órgano Aliado Que Nunca Supiste Que Tenías

Al aumentar el número de microorganismos intestinales saludables que viven dentro de tu cuerpo, puedes controlar el aumento de peso, los niveles de insulina y disminuir tus probabilidades de desarrollar cáncer y síndrome metabólico. También puedes controlar la depresión y la ansiedad que a menudo acompañan al SOP. Estos billones de diminutos microorganismos vivos pueden hacer una gran diferencia en tu vida.

Resumen del Capítulo

● Tienes billones de organismos diminutos dentro de tu cuerpo que influyen en diferentes aspectos de tu salud. Esto incluye el peso, la insulina, la salud cardíaca e incluso la salud mental.

● Las mujeres con SOP tienden a tener una menor diversidad de microbiomas saludables.

● Hay maneras de aumentar tus microbios intestinales saludables y mejorar tu salud en general.

● Los microbiomas intestinales saludables pueden aliviar e incluso revertir algunos de tus síntomas del SOP.

El próximo capítulo discutirá la mentalidad para seguir adelante.

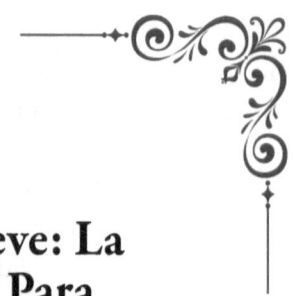

Capítulo Nueve: La Mentalidad Para Seguir Adelante

Millones de mujeres son diagnosticadas con SOP cada año. Muchas más ni siquiera saben que lo tienen. A pesar de ser un problema de salud que afecta a gran parte de la población mundial y que se considera la causa más importante de infertilidad, todavía se conoce relativamente poco sobre esta enfermedad.

Habla Por Ti Misma Si Tienes Síntomas

Si estás experimentando alguno de los síntomas del SOP, hazte un chequeo. Si el primer médico rechaza tus opiniones y temores, entonces ve a otro. Sigue yendo a diferentes médicos hasta que encuentres a alguien que te escuche.

Una mujer le dijo a *Clue* que había ido a ver a un médico regular varias veces por su período irregular. Le dijeron que su período se regularía por sí solo cuando fuera mayor. Nunca lo hizo. Fue a un especialista y exigió más pruebas. El especialista estuvo obligado, y ella finalmente pudo conseguir ayuda. La mujer dijo que le gustaría haber ido a un especialista antes en lugar de sufrir los síntomas durante tanto tiempo. Instó a todas las que sufren a buscar tratamiento diciendo: "Si crees que puedes tener SOP: habla, hay una respuesta. Puedes conseguir ayuda, haz más pruebas".

Si tienes sobrepeso o eres obesa, los médicos pueden ignorar tus quejas. Manténte fuerte y prepárate para abogar por ti misma, porque sin importar cuánto peses, tus preocupaciones y luchas siguen siendo válidas.

Una mujer le dijo a *Clue* que lidió con los síntomas del SOP durante quince años antes de que pudiera encontrar un médico que la ayudara. Tenía un crecimiento excesivo de vello, períodos irregulares, acné, pérdida de cabello y dificultad para perder peso. Aunque un médico admitió que probablemente tenía SOP, el único consejo/tratamiento que recibió fue una instrucción para perder peso. Cuatro médicos más le dijeron exactamente lo mismo: bajar de peso. Debido a que su peso era lo único en lo que se concentrarían, se sintió descartada debido a su tamaño y esto le impidió hablar y recibir tratamiento antes. Finalmente encontró un especialista que la tomó en serio y le ofreció el tratamiento que necesitaba. Anima a los demás a seguir luchando por sí mismas diciendo: "¿Mi consejo? Sigue presionando para que te diagnostiquen. A veces los resultados de las pruebas no son definitivos, pero sabes si algo no está bien. Si no recibes ayuda y consejo, ejerce tu derecho a ver a otro médico hasta que recibas la ayuda que te mereces".

El SOP No Es Lo Mismo Para todas

El síndrome de ovario poliquístico no afecta a todas las mujeres de la misma manera. Algunas mujeres experimentan todos los síntomas, mientras que otras pueden no sufrir ninguno en absoluto. Algunas mujeres tienen quistes y otras no.

Una mujer de Francia le dijo a *Clue* que aunque fue diagnosticada con SOP, ya que no sufría de ningún síntoma externo, no se le hacían chequeos regulares. Como resultado, no estaba informada ni preparada para problemas como infertilidad, quistes dolorosos u ovulación dolorosa.

Parte de la razón por la que se conoce muy poco sobre el SOP es porque tiene muchas partes diferentes. A diferencia de otras enfermedades, como el cáncer, en las que existe un objetivo específico que se puede identificar y tratar, el SOP es un árbol con múltiples ramas.

Otra razón es que la enfermedad afecta a todas de manera diferente. Una mujer podría tener quistes ováricos, mientras que otra no. Una mujer podría tener sobrepeso, otra podría ser obesa, mientras que una tercera es delgada. Parece haber poca coherencia entre la enfermedad y sus efectos.

Otra barrera más es el nombre. Los expertos en salud que se especializan en SOP abogan por que se cambie el nombre para reflejar mejor lo que realmente es: Un problema endocrino. El síndrome parece ser más acerca de la resistencia a la insulina y los efectos de los niveles más altos de insulina, que indirectamente, incluye múltiples quistes en y sobre los ovarios.

Toma las Riendas de Tus Síntomas, Tu Síndrome, Tu Cuerpo y tu Vida

Muchas mujeres con SOP han luchado con la enfermedad durante años. Muchas han tratado con médicos quienes no han tomado en serio su condición. Incluso los médicos que toman en serio la enfermedad a menudo son ignorantes o están mal informados.

Puedes tomar control de tus síntomas. Incluso puedes revertir algunos de tus síntomas. Sin embargo, es extremadamente importante que CONSULTES A UN MEDICO ANTES DE TOMAR SUPLEMENTOS, PROBIÓTICOS,

O DE CAMBIAR TU DIETA. Cada mujer es diferente. Cada mujer presenta síntomas y efectos secundarios diferentes. Pon tu seguridad primero y asegúrate de tener apoyo médico antes de adoptar cualquier cambio drástico.

A muchas mujeres se les dice que sería imposible o casi imposible quedar embarazadas, especialmente sin tratamientos de fertilidad. Sin embargo, muchas mujeres, como la Dra. Gray, Stephanie y Amy, no sólo han concebido sino que han dado a luz a bebés sanos.

Hay muchos otros problemas, incluyendo el acné, el crecimiento excesivo de vello, el adelgazamiento del cabello y la calvicie de patrón masculino, que parecen añadir agravio a la lesión. Aunque hay maneras cosméticas de tratar muchos de estos problemas, algunas mujeres, como la modelo Hernaam Kaur, han decidido simplemente vivir con ellos y amarse a sí mismas por lo que son. No hay respuesta "correcta" excepto seguir tus instintos y hacer lo que te parezca "correcto".

Para la mayoría de las mujeres, los cambios en el estilo de vida parecen ayudar mucho. Ejercitarse diariamente durante treinta a sesenta minutos no sólo ayuda a perder peso y a disminuir los niveles de insulina, sino que también ayuda a mejorar la salud mental. Consumir una dieta buena y saludable también es importante e incluso puede incluir comidas y bebidas deliciosas como el chocolate negro y el vino tinto.

Es importante recordar que el SOP no es lo que eres. Es un síndrome que tienes. Eres mucho más que un síndrome. Eres una mujer increíble, fuerte y hermosa que supera la lucha que la vida te lanza, paso a paso. Estás en un viaje que te llevará a una vida plena y feliz. El secreto de un viaje exitoso es amarte a ti misma a pesar de las luchas que el SOP lanza en tu camino.

Es extremadamente importante que te ames a ti misma. No siempre es una tarea fácil, pero es una importante. Puedes estar cansada, irritable y adolorida. Es posible que exceso de vello o adelgazamiento de cabello con un caso grave de acné. Esto no es lo que eres. Es un síntoma de un síndrome. No te define y no te quita tu belleza. Puede que no te sientas adorable. Esto está bien. Ámate a ti misma de todos modos.

Amarte a ti misma significa que te perdonas. Incluso si anoche estuviste con tus amigos, comiste un montón de tacos o pizza y bebiste demasiada soda, arruinando completamente tu dieta, está bien. A veces, nos caemos del vagón. Desempólvate y vuelve a subirte. Sólo fallas cuando no lo intentas.

Amarse a sí misma también significa ser tu propio defensor. Habla con tu médico para determinar los mejores tratamientos para ti. Si crees que tu médico no te está ayudando o dando las respuestas que buscas, entonces no dudes en buscar una segunda opinión, o incluso una tercera o cuarta.

Cuidar de tu salud mental y emocional es otro aspecto de amarse a ti misma. Es fácil sentirse abrumada cuando se trata de lidiar con los síntomas del SOP además de la vida diaria. Esto hace que sea demasiado fácil ignorar la depresión o la ansiedad hasta que llegas a un punto en el que se apodera de tu vida. Evalúa tu estado mental de vez en cuando, y no tengas miedo de acercarte a otros si es necesario.

Terminamos con una historia final inspiradora de una mujer que conquistó su SOP:

Christina Espinoza, madre de dos hijos, tomó las riendas de su vida y disminuyó algunos de los síntomas asociados con su SOP. Christina participó en un estudio realizado por UC Davis Health donde se le pidió que comiera un cierto número de nueces todos los días. Pero no se detuvo a comer nueces. Christina también hizo cambios saludables en su estilo de vida en un esfuerzo por mejorarla. Hacer ejercicio de cinco a siete días a la semana le ayudó a reducir la talla de ropa de trece a ocho. Experimentó un aumento en los niveles de energía y sus períodos son ahora normales. Antes de que pasara por lo menos treinta minutos cada día arrancándose el vello facial. Ahora, sólo pasa entre quince y veinte minutos. Le encanta el hecho de que su vello facial ya no crece tanto. Quizás el cambio con el que está más contenta es que ahora ha disminuido sus riesgos de ataque cardíaco, derrame cerebral y diabetes tipo 2. Christina sostiene que los cambios en el estilo de vida que hizo, además de añadir nueces a su dieta, tuvieron un tremendo impacto en su SOP y sus síntomas.

Más expertos en salud conocen el SOP y están buscando respuestas. Mientras tanto, consuélate sabiendo que no estás sola. Como Christina, la Dra. Gray, Stephanie, Amy y millones de otras mujeres, puedes cambiar tu vida para mejor y sobrevivir al SOP.

Resumen del Capítulo

● Asegúrate de consultar con un médico antes de hacer cualquier cambio en tu estilo de vida o de tomar suplementos.

● Existe la esperanza de revertir algunos, si no todos, los síntomas del SOP.

● No tengas miedo de hablar por ti misma.

● No estás sola.

Espero que hayas disfrutado del contenido de este libro y, lo más importante, que hayas aprendido algo que puedas aplicar en tu esfuerzo por vivir una vida mejor con SOP. Si también estás interesada en aprender qué métodos de dieta son los mejores para aquellas que tienen SOP, por favor consulta el libro complementario, THE PCOS DIET, también escrito por mí.

Si disfrutaste de este libro, ¡por favor considera dejar una reseña! Esto es de gran ayuda para mí y para poner más contenido como este. Gracias de nuevo, y buena suerte en tu viaje por delante.

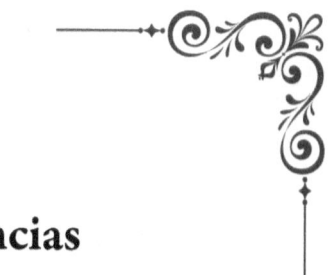

Referencias

Bell, J. (September 10, 2018). Managing PCOS symptoms: Experiences and advice. Obtenido de https://helloclue.com/articles/cycle-a-z/managing-pcos-symptoms-experiences-and-advice

Bell, J. (November 6, 2018). PCOS: Myths and facts about symptoms, diagnosis, and treatments.

Obtenido de https://helloclue.com/articles/cycle-a-z/what-you-may-not-know-about-pcos-questions-and-misconceptions.

Briden, L. M.D. (September 3, 2018). PCOS and insulin resistance—testing and treatment.

Obtenido de https://helloclue.com/articles/cycle-a-z/the-link-between-pcos-and-insulin-resistance

Brown, M.J. Ph.D. (December 22, 2016). Advanced glycation end products (AGEs). Obtenido de https://www.healthline.com/nutrition/advanced-glycation-end-products.

CCRM Fertility. (2019). PCOS and infertility. Obtenido de
   https://www.ccrmivf.com/pcos-infertility/.
Center for Young Women's Health. (February 25, 2014). PCOS: Insulin and Metformin.
   Obtenido de https://youngwomenshealth.org/2014/02/25/metformin/.
Cherney, K. (November 2, 2018). Polycystic ovary syndrome (PCOS) and acne: Connection,
   treatment, and more. Obtenido de https://www.healthline.com/health/pcos-acne.
Clark, M. (May 30, 2018). 5 women with PCOS explain why they choose to celebrate their facial
   hair. Obtenido de https://www.allure.com/story/women-with-pcos-facial-hair-beard-interviews.
Endocrine Society. (March 20, 2018). Metformin lowers risk of late miscarriage and preterm
   births in women with PCOS. Obtenido de https://www.endocrine.org/news-room/2018/metformin-lowers-risk-of-late-miscarriage-preterm-birth-in-pregnant-women-with-pcos.
Galan, N. (April 22, 2019). Androgenic alopecia in women who have PCOS. Obtenido de
   https://www.verywellhealth.com/androgenic-alopecia-2616683.
Galan, N. (April 28, 2019). Are there painless forms of hair removal. Obtenido de
   https://www.verywellhealth.com/are-there-painless-forms-of-hair-removal-2616681.

Galan, N. (April 24, 2019). Dealing with the side effects of waxing. Obtenido de https://www.verywellhealth.com/dealing-with-the-side-effects-of-waxing-2616682.

Galan, N. (April 24, 2019). Gestational diabetes. Obtenido de https://www.verywellfamily.com/what-is-gestational-diabetes-2616348.

Galan, N. (May 3, 2019). Permanent hair removal for women with PCOS. Obtenido de https://www.verywellhealth.com/what-you-need-to-know-before-having-electrolysis-2616689.

Galan, N. (April 27, 2019). Pregnancy complications associated with PCOS. Obtenido de https://www.verywellhealth.com/potential-pregnancy-complications-with-pcos-2616640.

Galan, N. (July 7, 2019). Risk factors relating to PCOS and miscarriages. Obtenido de https://www.verywellhealth.com/pcos-miscarriage-rate-what-are-the-risks-factors-2616653.

Gray, E. (March 21, 2019). My fertility story: PCOS, pregnancy, and surprise. Obtenido de https://modernfertility.com/blog/dr-emma-gray/.

Greenlaw, E. (2019). How antidepressants and depression medication can affect your life. Obtenido de https://www.webmd.com/depression/features/antidepressant-effects#1.

Harrar, S. (2019). Polycystic ovary syndrome (PCOS): How is it diagnosed? Obtenido de https://www.endocrineweb.com/conditions/poly-cystic-ovary-syndrome-pcos/polycystic-ovary-syn-drome-pcos-how-it-diagnosed.

Harrar, S. (2019). What causes PCOS? And how will it affect my body? Obtenido de

https://www.endocrineweb.com/conditions/poly-cystic-ovary-syndrome-pcos/what-causes-pcos-how-will-it-affect-body.

Harvard Health. (April 30, 2018). Exercise is an all-natural treatment to fight depression.
Obtenido de

https://www.health.harvard.edu/mind-and-mood/exercise-is-an-all-natural-treatment-to-fight-depres-sion.

Harvard Health. (August 2018). How meditation helps with depression. Obtenido de
https://www.health.harvard.edu/mind-and-mood/how-meditation-helps-with-depression.

Healthline. (2019). Top 15 calcium-rich foods (Many are non-dairy). Obtenido de
https://www.healthline.com/nutrition/15-calcium-rich-foods.

Healthline. (2019). Yoga and depression: How does it work? Obtenido de
https://www.healthline.com/health/depression/yoga-therapy.

Jennings, K. (August 28, 2018). 16 simple ways to relieve stress and anxiety. Obtenido de https://www.healthline.com/nutrition/16-ways-relieve-stress-anxiety.

Khaleeli, H. (September 13, 2016). The lady with a beard: "If you've got it, rock it!". Obtenido de

https://www.theguardian.com/fashion/2016/sep/13/lady-with-a-beard-if-youve-got-it-rock-it -guinness-world-records

Klein, A. (May 14, 2018). Cause of polycystic ovarian syndrome discovered at last. *New*

Scientist. Obtenido de https://www.newscientist.com/article/2168705-cause-of-polycystic-ovary-syndrome-discovered-at-last/.

Konstantinvosky, M. (January 14, 2019). 6 natural treatments for PCOS. Obtenido de https://www.onemedical.com/blog/get-well/pcos-treatment.

Lusinski, N. (October 5, 2018). The most ridiculous things women with PCOS are told by their doctors. Obtenido de https://www.bustle.com/p/the-most-ridiculous-things women-with-pcos-were-told-by-their-doctors-12165657.

Mayo Clinic. (2019). Cognitive behavioral therapy. Obtenido de https://www.mayoclinic.org/tests-procedures/cognitive-behavioral-therapy/about/pac-2038610.

Mayo Clinic. (2019). Depression and anxiety: Exercise eases symptoms. Obtenido de

https://www.mayoclinic.org/diseases-conditions/depression/in-depth/depression-and-exercise/art-20046495

Mayo Clinic. (2019). Polycystic ovary syndrome (PCOS). Obtenido de

https://www.mayoclinic.org/diseases-conditions/pcos/diagnosis-treatment/drc-20353443.

Migala, J. (May 31, 2018). What are the symptoms of PCOS, and how is the health condition diagnosed? Obtenido de https://www.everydayhealth.com/pcos/symptoms-diagnosis/.

Mindful Staff. (January 31, 2019). How to meditate. Obtenido de https://www.mindful.org/how-to-meditate/.

News Wise. (January 23, 2018). Women with polycystic ovaries syndrome have less bacterial diversity in gut. Obtenido de https://www.newswise.com/articles/women-with-polycystic-ovary-syndrome-have-less-bacterial-diversity-in-gut.

Paddock, C. Ph.D. (July 3, 2017). How to give up smoking: 10 tips. Obtenido de

https://www.medicalnewstoday.com/articles/
241302.php.

PCOS Awareness Association. (2019). Pcos pregnancy and delivery complications. Obtenido de
https://www.pcosaa.org/pcos-pregnancy-and-de-
livery-complications.

Planned Parenthood. (2019). What is in-vitro fertilization
(IVF)? Obtenido de
https://www.plannedparenthood.org/learn/pregnancy/
fertility-treatments/what-ivf.
Planned Parenthood. (2019). What is intrauterine Insemi-
nation (IUI)? Obtenido de
https://www.plannedparenthood.org/learn/pregnancy/
fertility-treatments/what-iui.
Powell, R. (April 27, 2018). Polycystic ovary syndrome:
Women tell their stories of their
debilitating condition. Obtenido de
https://www.abc.net.au/news/2018-04-28/polycystic-
ovary-syndrome-women-on-life-with-p
cos/9607494.
Ray, L. (October 10, 2018). Depression, anxiety, and
PCOS. Obtenido de
https://helloclue.com/articles/cycle-a-z/depression-anxi-
ety-and-pcos.
Ray, L. (August 23, 2018). PCOS and pregnancy.
Obtenido de
https://helloclue.com/articles/cycle-a-z/pcos-and-preg-
nancy.

Rapole, C. (March 21, 2019). Can probiotics help with depression? Obtenido de https://www.healthline.com/health/probiotics-depression.

Reese, A. (November 6, 2017). Mental health screening should accompany PCOS diagnosis.

Obtenido de https://www.healio.com/endocrinology/reproduction-androgen-disorders/news/online/%7bf0f9e864-b429-4714-8a51-16c565aa07df%7d/mental-health-screening-should-accompany-pcos-diagnosis.

Rewire Me. (2019). 5 breathing exercises to reduce anxiety and depression. Obtenido de https://www.rewireme.com/mindfulness-happiness/5-breathing-exercises-reduce-anxiety-depression/.

Robertson, R. (July 27, 2017). Why the gut microbiome is crucial for your health. Obtenido de https://www.healthline.com/nutrition/gut-microbiome-and-health.

Ruled.Me. (2019). HOw to reverse polycystic ovary syndrome. Obtenido de https://www.ruled.me/reverse-polycystic-ovary-syndrome-pcos-naturally/.

Santos-Longhurst, A. (March 8, 2019). How to manage PCOS-related hair loss. Obtenido de https://www.healthline.com/health/pcos-hair-loss-2.

Sharpe, A. (August 15, 2018). The foods that balance out (or mess with) your hormones.

Obtenido de https://greatist.com/eat/foods-for-hormonal-imbalance#1.

Spritzler, F. (August 22, 2019). 10 magnesium-rich foods that are super healthy. Obtenido de

https://www.healthline.com/nutrition/10-foods-high-in-magnesium

Teede, H. (July 27, 2018). New international PCOS guideline aims to streamline care. Obtenido de https://www.healio.com/endocrinology/reproduction-androgen-disorders/news/in-the-journals/%7bd46d7f0c-bd76-4df2-926b-31ae5130f570%7d/new-international-pcos-guideline-aims-to-streamline-care.

UC Davis researchers look to new PCOS treatments. (2019). Obtenido de https://health.ucdavis.edu/welcome/features/20070919_pcos/.

Vann, M. (November 13, 2017). How to maintain a healthy body image. Obtenido de https://www.everydayhealth.com/eating-disorders/how-to-have-a-healthy-body-image.aspx.

Villines, Z. (November 17, 2017). Best birth control pills for PCOS. Obtenido de https://www.medicalnewstoday.com/articles/320055.php.

Did you love *El Manual de Fertilidad Del SOP*? Then you should read *La Dieta Del SOP: ¡Un Plan de Alimentación Respaldado por la Ciencia Para Revertir Los Síntomas a Través de La Restauración del Equilibrio Hormonal, El Aumento de La Fertilidad, y La Pérdida de Peso!*[1] by Jane Kennedy!

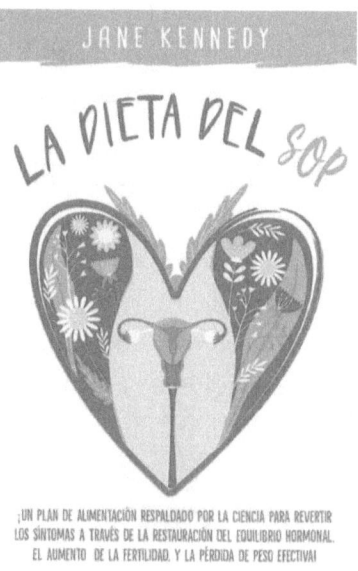

¡UN PLAN DE ALIMENTACIÓN RESPALDADO POR LA CIENCIA PARA REVERTIR LOS SÍNTOMAS A TRAVÉS DE LA RESTAURACIÓN DEL EQUILIBRIO HORMONAL, EL AUMENTO DE LA FERTILIDAD, Y LA PÉRDIDA DE PESO EFECTIVA!

[2]

Puede ser muy frustrante descubrir que es tres veces más difícil perder peso con el SOP.

Así es, en un estudio paralelo, dos grupos de mujeres a las que se les dio exactamente la misma dieta de restricción calórica lograron resultados de pérdida de peso *completamente diferentes*, un grupo promediando cerca de tres veces más de pérdida

---

1. https://books2read.com/u/bW1wEz

2. https://books2read.com/u/bW1wEz

de grasa que el otro. ¿La diferencia entre los dos grupos? Uno contenía mujeres con síndrome de ovario poliquístico.

Entonces, ¿esto significa que las que tenemos SOP debemos tirar la toalla? La respuesta no podría estar más lejos de esto. Incontables mujeres con SOP han logrado una dramática pérdida de peso, algunas incluso se han liberado completamente de síntomas, a través de un **conjunto específico de técnicas de dieta** que han probado ser efectivas para las mujeres con SOP de una manera que la dieta estándar *casi nunca podría lograr*.

Si haz intentado y fracasado en una dieta antes, hay una buena posibilidad de que estuvieras usando una dieta que no fue diseñada específicamente para ti.

Este libro tiene como objetivo remediar ese problema.

Ya sea que tengas sobrepeso, seas obesa o estés dentro de un rango de peso nominal, cambiar la forma en que comes para combatir específicamente el SOP puede aumentar significativamente tus posibilidades de restaurar completamente tu fertilidad y eliminar los síntomas persistentes, al mismo tiempo que te ayuda a lograr la pérdida de peso si es necesario.

Al explorar muchas técnicas nuevas relacionadas con lo que comes, mientras que tomas prestado de las dietas existentes para facilitar la búsqueda de recetas para tus comidas favoritas amigables SOP, este volumen te ayudará a liberar tu potencial para una vida mejor.

Dentro, encontrarás:

Cómo al reducir un tipo específico de comida puede reducir los síntomas del síndrome de ovario poliquístico a la mitadCómo determinar si la resistencia a la insulina es una gran parte de tu problemaSúper alimentos que se dirigen específicamente a los andrógenos para ayudar a eliminar los problemas de las hormonas masculinas como el crecimiento de vello no deseadoCómo hackear el índice glicémico para comer más de lo que quieres¿Qué alimentos antiinflamatorios pueden ayudar a aliviar los síntomas hasta un 61% por sí solos?Una actitud refrescante y un enfoque de la dieta que puede ser la clave de tu éxitoOpciones vegetarianas y veganasUna guía completa y amplia de suplementos y medicamentos¿Qué alimentos te dan la mejor oportunidad de lograr la maternidad?

Recuerda que tus resultados en el pasado con las dietas, por poco alentadores que hayan sido, no son un buen predictor de lo que eres capaz de lograr cuando finalmente te armas con el conjunto adecuado de información sobre dietas *diseñado para ti*. Toma el control de tu peso y fertilidad de la manera correcta y ve como desaparecen los kilos y los síntomas, ¡comienza a leer hoy!

Also by Jane Kennedy

PCOS - The New Science of Completely Reversing Symptoms While Restoring Hormone Balance, Mental Health, and Fertility For Good: A newly diagnosed beginner's guide

The PCOS Diet - A Science Backed Eating Plan for Reversing Symptoms Through Restored Hormone Balance, Increased Fertility, and Weight Loss! : Insulin Resistance, Anti-inflammatory, Keto, and Vegan

The PCOS Fertility & Diet Set - The Polycystic Ovarian Syndrome Newcomer's Guide to Restoring Your Fertility, Targeting Symptoms, Balancing Your Hormones, and Effectively Losing Weight

El Manual de Fertilidad Del SOP

La Dieta Del SOP: ¡Un Plan de Alimentación Respaldado por la Ciencia Para Revertir Los Síntomas a Través de La Restauración del Equilibrio Hormonal, El Aumento de La Fertilidad, y La Pérdida de Peso!